AF601110

Te 31/6

T
2495
L.k.a

MÉMOIRE

SUR

UN NOUVEAU TRAITEMENT

DU

CHOLÉRA-MORBUS

ET DES AFFECTIONS TYPHOÏDES.

ORLÉANS. IMPRIMERIE DE DANICOURT-HUET.

MÉMOIRE

SUR

UN NOUVEAU TRAITEMENT

DU

CHOLÉRA-MORBUS

ET DES AFFECTIONS TYPHOÏDES,

LU LE 4 MARS 1831 A LA SOCIÉTÉ ROYALE DES SCIENCES, BELLES-LETTRES ET ARTS D'ORLÉANS; ENVOYÉ LE 2 MAI 1831 A L'ACADÉMIE ROYALE DE MÉDECINE;

Par H. F. Ranque,

Chevalier de l'Ordre royal de la Légion-d'Honneur, Médecin en chef de l'Hôtel-Dieu et des prisons d'Orléans, Professeur de clinique interne, Membre correspondant de l'Académie royale de Médecine, de la Société médicale d'émulation de Paris, de la Société royale des sciences, belles-lettres et arts d'Orléans, de l'Académie de Bordeaux, de la Société de médecine de Paris, de Bruxelles, de Nantes, de Tours.

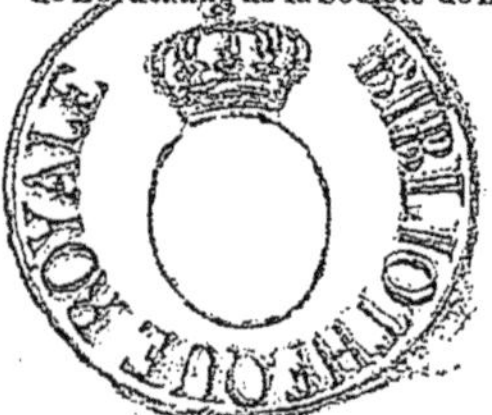

Experta dico. Exquire sitne ita ut ego dico.
Si falsa dixero, redarguas; si vera, assentias.
Agitur enim de pelle humanâ.

BAGL.

A PARIS,

CHEZ BAILLIÈRE,

LIBRAIRE DE L'ACADÉMIE ROYALE DE MÉDECINE, RUE DE L'ÉCOLE-DE-MÉDECINE, N° 13 BIS.

A LONDRES, MÊME MAISON, 219, REGENT-STREET.

1831.

Aux Praticiens.

Il est des maladies qui jusqu'ici se sont montrées rebelles aux efforts de la médecine.

Je viens aujourd'hui proposer, pour le traitement de quelques-unes de ces maladies, des modifications que je crois importantes.

Ces modifications, je les dois à la méditation des travaux dont vos prédécesseurs et vous avez enrichi la science.

Je les soumets à votre critique, je les confie à votre impartialité, et je m'en rapporte, pour leur destinée, à l'intérêt que vous portez à tout ce que votre expérience vous démontre pouvoir être utile.

Puisse l'hommage que je vous en fais et que je vous prie d'agréer, vous prouver ma profonde gratitude pour les connaissances dont je vous suis redevable, et le prix que j'attache à votre estime et à votre suffrage.

Rauque.

AVERTISSEMENT.

De toutes parts on fait un appel aux médecins qui peuvent présenter quelques moyens nouveaux propres à diminuer les ravages du choléra-morbus.

Je viens aujourd'hui répondre à cet appel. Je viens faire connaître des faits qui me mettent à même d'espérer qu'en traitant d'une manière nouvelle et spéciale cette terrible maladie, on n'aura plus à compter qu'un petit nombre de victimes.

Pour peu que le choléra épidémique actuel, qui dépeuple l'Indostan, la Russie, et menace d'envahir l'Allemagne et notre patrie, se présente réellement sous l'une des nuances que j'ai observées, et dont je cite des observations détaillées, j'ose affirmer que la méthode que je propose d'appliquer à cette nuance, et que je lui ai appliquée moi-même en France, sera suivie d'un résultat aussi heureux que celui que j'ai obtenu.

Autant qu'on peut apprécier le caractère réel d'une maladie qui exerce ses ravages loin de nous, par les renseignemens que nous transmettent ceux qui l'observent, je ne puis douter que le choléra-morbus actuel de l'Inde, de la Russie et de la Pologne ne se présente le plus souvent sous la nuance adynamique que nous avons signalée et décrite, et que c'est sous cette nuance qu'il est si meurtrier.

Eh bien, j'ai la profonde conviction que si on

AVERTISSEMENT.

De toutes parts on fait un appel aux médecins qui peuvent présenter quelques moyens nouveaux propres à diminuer les ravages du choléra-morbus.

Je viens aujourd'hui répondre à cet appel. Je viens faire connaître des faits qui me mettent à même d'espérer qu'en traitant d'une manière nouvelle et spéciale cette terrible maladie, on n'aura plus à compter qu'un petit nombre de victimes.

Pour peu que le choléra épidémique actuel, qui dépeuple l'Indostan, la Russie, et menace d'envahir l'Allemagne et notre patrie, se présente réellement sous l'une des nuances que j'ai observées, et dont je cite des observations détaillées, j'ose affirmer que la méthode que je propose d'appliquer à cette nuance, et que je lui ai appliquée moi-même en France, sera suivie d'un résultat aussi heureux que celui que j'ai obtenu.

Autant qu'on peut apprécier le caractère réel d'une maladie qui exerce ses ravages loin de nous, par les renseignemens que nous transmettent ceux qui l'observent, je ne puis douter que le choléra-morbus actuel de l'Inde, de la Russie et de la Pologne ne se présente le plus souvent sous la nuance adynamique que nous avons signalée et décrite, et que c'est sous cette nuance qu'il est si meurtrier.

Eh bien, j'ai la profonde conviction que si on

applique de bonne heure aux personnes atteintes de cette nuance de choléra le traitement qui m'a si bien réussi dans des cas que je crois parfaitement analogues, on en sauvera le plus grand nombre.

C'est cette conviction qui m'a fait un devoir de donner communication de ma méthode de traitement à la Société royale des sciences, belles-lettres et arts de la ville où j'ai recueilli les observations qui font la base de mon Mémoire, et à l'Académie royale de médecine de Paris, comme un de ses correspondans.

Si je rends cette méthode publique par la voie de l'impression avant que ces corps savans aient pu faire leur rapport sur son utilité, c'est dans l'unique dessein d'obtenir le plus tôt possible, et sur un plus grand nombre de points, des résultats qui mettent à même de décider si elle offre tous les avantages que lui trouve son auteur, et si elle nous donnera les moyens réels de triompher d'une maladie qui jusqu'ici malheureusement a toujours triomphé de la science.

L'emploi de cette méthode est aussi facile qu'on peut le désirer.

Couvrir le ventre d'un épithème dont la préparation est l'affaire du pharmacien;

Faire à l'extérieur des frictions répétées avec un liniment d'une formule simple;

Donner une boisson préparée avec un vin cuit.

Voilà tout ce qu'exige notre méthode dans la nuance la plus grave et dans la période du plus grand danger.

Diagnostiquer juste le caractère de la nuance sous

laquelle se présente le choléra-morbus, afin de lui appliquer la médication spéciale que réclame cette nuance, est le seul point qui pourrait offrir un peu de difficulté; mais cette difficulté se trouve dans l'application de toutes les méthodes; et dans la nôtre, l'erreur, si on en commettait, aurait des résultats beaucoup moins fâcheux que dans toute autre.

Qu'ils ne se bornent pas à l'appliquer au choléra-morbus.

Qu'ils en étendent l'application à toutes les névralgies, viscérales ou périphériques.

Qu'ils y aient recours dans les maladies graves, désignées sous les noms divers de fièvres, putride, maligne, ataxique, pestilentielle, typhus, gastro-entérite grave, dothinentérite, etc. Nous ne craignons pas de leur assurer des résultats aussi satisfaisans que ceux que nous obtenons tous les jours, et que nous allons prochainement publier.

Si les praticiens ne trouvaient pas dans notre propre assertion des titres suffisans à leur confiance pour faire les essais que nous sollicitons, qu'ils nous permettent de nous appuyer auprès d'eux, d'une part, des témoignages de bienveillance que nous venons de recevoir de l'Académie royale de médecine, au sujet de l'hommage que nous lui avons fait de notre mémoire, et qui sont consignés dans la lettre ci-contre.

« ACADÉMIE ROYALE DE MÉDECINE.

« Paris, 16 mai 1831.

« Monsieur et très-honoré confrère,

« L'Académie a reçu avec le plus vif intérêt votre mémoire intitulé : *Nouvelle méthode de traitement du Choléra-morbus.* Il ne pouvait arriver plus à propos qu'en ce moment où le ministre de l'intérieur nous demande une instruction sur cette terrible maladie. L'Académie, ayant déjà nommé une commission pour rédiger ce travail, lui a envoyé le vôtre, où elle puisera sans doute les leçons les plus utiles. Mais elle saura dans le temps rendre justice à l'auteur qui les lui aura données.

« J'ai l'honneur, etc.

« *Le secrétaire perpétuel*,

« E. PARISET. »

De l'autre, du rapport ci-joint du chirurgien-major du 8e de la garde royale, fait à son colonel, sur les résultats de notre traitement des fièvres graves chez les soldats de son régiment qui en ont été atteints en 1829.

« **RAPPORT**

« *Sur une épidémie de fièvre maligne qui a atteint le 8e régiment de la garde royale, en garnison à Orléans, pendant les mois de juillet et août* 1829; *par M. le* Dr Heumann, *chirurgien-major de ce régiment, à son colonel.*

« Orléans, 1er novembre 1829.

« Mon Colonel,

« Dans les deux premiers mois de notre arrivée à Orléans, nous avons été obligés d'envoyer à l'hôpital de cette ville un beaucoup plus grand nombre de malades que nous ne l'avions fait à Paris, et que nous ne le faisons habituellement.

« Parmi ces malades, quatre-vingt-dix ont été atteints d'une manière plus grave que les autres.

« Leur maladie était une fièvre maligne semblable à celle qui est connue sous les noms de gastro-entérite grave, de fièvre ataxique, de fièvre putride maligne, de dothinentérite et de typhus, et telle que l'a éprouvée, au commencement de cette année, la garnison de Vendôme, et qui y a fait beaucoup de victimes.

« Les soldats qui ont été le plus gravement malades de cette espèce d'épidémie étaient les plus jeunes soldats; nous en avons compté 60. Ceux qui ont eu la maladie moins violente étaient les soldats qui sont depuis peu de temps au régiment; ceux-ci étaient au nombre de 30.

« Il me semble important de faire remarquer que la maladie, quoique très-intense, n'a pas été contagieuse.

Sur nos quatre-vingt-dix malades atteints de cette fièvre maligne, nous n'en avons perdu que deux, Gonnet et Frymann. Le premier, après avoir échappé à la fièvre maligne, a succombé, deux mois après, à une hydropisie, suite de l'inflammation du foie, des plèvres et de la vessie. Le dernier a été enlevé subitement au huitième jour de la maladie, et on a trouvé des marques évidentes d'inflammations anciennes des poumons, jointes à une inflammation peu considérable des intestins, et à un commencement d'affection des glandes intestinales.

« Une mortalité aussi faible dans une maladie où l'on perd ordinairement près du quart des malades qui en sont atteints, en employant les traitemens les plus rationnels et ceux qui ont la sanction de l'expérience, est un fait qui a été trop heureux pour notre régiment pour ne pas vous en faire mon rapport.

« L'assiduité avec laquelle j'ai suivi nos malades ne me laisse aucun doute sur la cause à laquelle nous devons attribuer un résultat aussi avantageux : je l'attribue tout entier à la méthode de traitement qu'a mise en usage M. le docteur Ranque, médecin en chef de l'hôpital, méthode dont je sais que, depuis près de cinq ans, il fait le plus heureux emploi dans les maladies de la nature de celle qu'ont eue nos soldats.

« D'après l'intérêt que vous portez à votre régiment, mon colonel, vous recevrez avec plaisir le rapport que je vous adresse ; vous y verrez que M. le docteur Ranque a acquis des droits à notre reconnaissance pour les soins si heureux qu'il a donnés à nos soldats, et j'ai l'honneur de vous proposer de lui adresser vos remercîmens.

« Je suis avec respect, mon colonel, etc.

« Heumann, *D. M.* »

« Orléans, 7 novembre 1829.

« *A M. le docteur* Ranque, *médecin en chef de l'hospice d'Orléans.*

« Monsieur le Docteur,

« M. Heumann, chirurgien-major du régiment, vient de m'adresser un rapport sur l'état sanitaire du régiment depuis que nous sommes de retour dans cette garnison ; j'observe, par ce rapport, que nous avons eu un grand nombre de malades pendant les mois d'été, qui étaient pour la plupart affectés d'une fièvre maligne, et que c'est à vos soins et à votre attention toute particulière pour ces hommes, et au traitement judicieux que vous leur avez appliqué, que nous devons le rétablissement de ces militaires. C'est un hommage que je me fais un devoir et un plaisir de rendre à vos talens, autant qu'aux sentimens d'humanité qui vous ont dirigé, et je vous prie d'agréer l'expression de ma vive reconnaissance, aussi bien que les sentimens de la considération très-distinguée avec laquelle j'ai l'honneur d'être,

« Monsieur le Docteur,

« Votre très-humble et très-obéissant serviteur,

« *Le lieutenant-colonel du* 8e *rég. suisse,* 2e *de la garde royale,*

« GACHTER. »

MÉMOIRE

SUR

UNE NOUVELLE MÉTHODE DE TRAITEMENT

DU

CHOLÉRA-MORBUS.

D'APRÈS les nombreuses communications qui depuis peu ont été faites à l'Institut et à l'Académie royale de médecine, sur les symptômes que présente le choléra-morbus, qui ravage l'Asie et pénètre maintenant dans la Russie et l'Autriche, il est évident qu'ils offrent le même caractère, les mêmes apparences, le même développement, sont suivis des mêmes résultats, quel que soit le lieu où la maladie se montre, la saison où elle se développe, et le traitement qu'on emploie.

Ces symptômes sont des vomissemens extrêmement abondans, extrêmement fréquens de matières muqueuses, et des déjections alvines à peu près de même nature, aussi abondantes, aussi multipliées que les vomissemens, mais beaucoup plus séreuses. Pendant ces évacuations, le malade est horriblement affecté d'angoisses inexprimables, de douleurs intolérables dans le ventre. Chez quelques malades il y a de la fièvre, et elle a un caractère le plus souvent rémittent; chez d'autres, il n'y en a pas. Bientôt apparaît une prostration de forces qui augmente avec une intensité effrayante, et qui est suivie de sueurs froides qui couvrent la peau, de crampes très-douloureuses dans les mollets et les doigts des pieds. L'urine se supprime, la soif devient extrême, le hoquet paraît, et la mort vient le plus souvent en quelques jours, quelquefois en quelques heures, terminer cette scène de tourmens d'autant plus horribles, d'autant plus déchirans, que les victimes conservent presque jusqu'à la dernière heure toutes leurs facultés intellectuelles et connaissent l'horreur de leur position.

Si les symptômes que je viens d'énumérer sont bien les symptômes propres au choléra-morbus, qui occupe si douloureusement tous les esprits et frappe de terreur toutes les populations où il apparaît, il n'est pas douteux que cette maladie se manifeste souvent en France, qu'elle y offre le même caractère, les mêmes phénomènes, qu'elle n'en diffère qu'en ce qu'elle est rarement épidémique, et qu'elle n'y présente pas l'intensité horriblement rapide qui est le cachet de toutes les affections qui se développent sous les tropiques ou dans les climats équatoriaux.

Quant à moi, l'expérience m'a mis à même de n'avoir aucun doute à cet égard.

En effet, depuis 1822 jusqu'à ce jour, j'ai eu à traiter près de quatre-vingts choléra-morbus.

Dans ce nombre il s'en est trouvé soixante qui m'ont offert des symptômes si benins que je crois ne devoir en faire qu'une simple mention.

Ce ne sont pas ces choléra légers que j'assimile à ceux de l'Inde, et que je veux citer comme preuve que la maladie de l'Inde se développe souvent en France : cette assertion serait absurde.

Mais ce sont les vingt autres que j'appelle en témoignage de mon opinion. Tous ont présenté des symptômes d'une telle gravité, d'une telle ressemblance avec ceux qui sont propres au choléra-morbus de l'Inde, qu'il me semble impossible d'admettre entre ces faits de notre choléra-morbus et ceux du choléra indien une différence importante. On peut s'en convaincre en jetant les yeux sur l'ensemble des phénomènes que m'avaient offerts ces vingt malades.

Comme en Asie, comme en Russie, ils étaient en proie à des vomissemens très-fréquens, très-douloureux, et à des déjections alvines involontaires, extrêmement abondantes et accompagnées de coliques très-vives. Comme en Asie, leurs forces étaient promptement anéanties par l'excès des souffrances; il suffisait de quelques jours pour qu'ils fussent réduits à la plus grande prostration. J'ai vu, comme on le remarque en Asie, la peau se couvrir de sueur froide, le pouls s'anéantir, les urines se supprimer, des convulsions tétaniques occuper les mollets et les pieds ainsi que les poignets. J'ai été témoin des déchiremens atroces qu'éprouvaient les malheureux dans leurs entrailles, et des angoisses inexprimables qui en étaient la suite. Comme en Asie, chez le plus grand nombre des malades, ces déchiremens d'entrailles, ces vomissemens horriblement fréquens, ces déjections alvines si multipliées, avaient lieu sans qu'il y eût cette sensibilité vive des parois de l'abdomen par le toucher, cette exaltation de calorique des tégumens du ventre, cette sécheresse de la langue, ce pouls fort et fréquent, qui sont pour moi le caractère de l'inflammation ordinaire de la séreuse du tube gastro-intestinal et de ses annexes. Chez quelques-uns seulement, les symptômes propres au choléra-morbus s'accompagnaient de ce caractère évidemment inflammatoire avec une fièvre continue. J'ai aussi observé le choléra avec le caractère de la fièvre intermittente, mais ce n'a été que sur quatre individus, et cette fièvre n'offrait aucun signe d'inflammation, mais une adynamie profonde.

D'après ce résumé des phénomènes principaux que je viens de décrire, et dont mes malades m'avaient fourni l'observation, il n'est personne, je pense, qui, après les avoir comparés avec ceux que nous présentent les relations de l'épidémie actuelle qui sévit dans l'Inde et la Russie, ne partage ma conviction sur leur extrême ressemblance, et ne pense comme moi que cette maladie se manifeste souvent en France.

Toutefois, comme je l'ai dit plus haut, il est des différences que j'y trouve et que je dois signaler, en raison de l'influence qu'y attache l'opinion publique. La première est chez mes malades l'absence du caractère épidémique, qui paraît être le triste apanage du choléra indien. Je déclare ne l'avoir reconnu sur aucun des sujets que j'ai eus à traiter.

Mais cette différence est de peu de valeur aux yeux d'un praticien éclairé; il sait qu'une maladie ne cesse pas d'être la même, de porter la même dénomination, d'affecter le même système, d'offrir les mêmes symptômes, de réclamer le même traitement, soit qu'elle affecte isolément ou sévisse d'une manière épidémique. L'expérience lui a appris et lui apprend tous les jours qu'une même maladie épidémique est une année très-bénigne, et très-pernicieuse une autre ; que cette même maladie, qui, quoique épidémique, a été bénigne une année, se présente très-maligne une autre année, sans cependant être épidémique. Témoin les fièvres intermittentes et les affections catarrhales ; témoin les faits de choléra peu intenses, et ceux de choléra très-graves que nous avons observés dans la même année et dans des années différentes.

Le temps où l'on attachait la plus grande importance à cette considération de caractère épidémique ou sporadique doit être passé pour jamais ; il est une considération qui importe bien plus à la science, et par conséquent à l'humanité, c'est celle qui concerne les caractères bénin ou délétère que revêt la maladie qu'on a à traiter.

Là seulement est l'importance et toute l'importance de notre art : savoir les discerner l'un de l'autre dès le début d'une maladie, savoir opposer à chacun les moyens les plus propres à en prévenir le développement, ou à le combattre quand il est développé ; voilà les connaissances vraiment utiles, les seules utiles qu'on ait à acquérir, et celles qui désormais doivent servir de base aux études médicales et perfectionner la thérapeutique.

D'après ces réflexions, il est donc démontré

que le choléra-morbus indien, quoique épidémique, quoique contagieux peut-être, n'est pas une maladie essentiellement différente du choléra-morbus indien sporadique, ni du choléra-morbus sporadique grave que nous avons observé et traité en France; que si elle l'était, elle ne pourrait l'être que par des nuances qui n'intéressent en rien le traitement.

La seconde différence que nous avons remarquée entre nos faits de choléra-morbus et ceux qui appartiennent à l'épidémie indienne, et que nous croyons devoir signaler à l'attention des praticiens comme infiniment plus importante, est celle qui a égard à la mortalité dans notre choléra-morbus et dans celui de l'Inde.

Si nous en croyons les rapports officiels qui ont été transmis aux corps savans de la France et publiés dans les journaux sur le résultat actuel de cette maladie tant en Asie qu'en Russie, nous ne pouvons ignorer combien grande a été la mortalité. Tout le monde sait que partout où l'épidémie a sévi, elle a dévoré la moitié des personnes qui en ont été atteintes, et souvent beaucoup plus; on peut s'en convaincre par la citation suivante que je transcris d'un rapport officiel publié par l'autorité de Moscou, et qui est consigné dans le *Journal de Paris* du 28 février dernier.

« *L'Abeille du Nord* contient sur les ravages du choléra-morbus à Moscou, depuis l'instant de son apparition jusqu'au 20 janvier, les détails suivans qui sont extraits du quatrième et dernier rapport officiel publié par l'autorité locale.

« Il y a eu dans les maisons particulières
« 1,490 malades, dont 814 hommes et 676
« femmes; il en est guéri 493, dont 260 hom-
« mes et 233 femmes; il en est mort 988,
« dont 551 hommes et 437 femmes.

« Vingt-trois hôpitaux établis temporairement
« ont reçu 5,004 malades, dont 2,702 hommes
« et 2,302 femmes; 2,285, dont 1,256 hommes
« et 1,029 femmes, ont guéri; 2,670 sont morts,
« dont 1,428 hommes et 1,242 femmes.

« Le nombre des malades appartenant à l'ar-
« mée a été de 970, dont 831 hommes et 139
« femmes; il en est guéri 483, il en est mort 462.

« Dans les hôpitaux de la couronne et des
« particuliers, il est entré 907 malades (474
« hommes et 433 femmes); il en est guéri 462
« (241 hommes et 221 femmes); il en est mort
« 423 (224 hommes et 199 femmes). » (a).

Il est donc authentique que la mortalité du choléra-morbus des Indes est effrayante.

Sous ce rapport nous sommes bien plus heureux que les médecins de l'Inde et de la Russie, car notre mortalité, au lieu d'être, comme chez eux, de la moitié de nos malades, n'a été que d'un vingtième.

Cette différence est étonnante, comme on le voit ; mais plus elle est surprenante, plus il importe d'en rechercher la cause.

Pourrait-on l'attribuer à ce que nos choléra-morbus étaient peut-être moins graves, moins intenses que ceux de l'Inde, ou à ce qu'ils étaient d'une autre nature ?

Mais ici j'en appelle à l'impartialité de nos lecteurs. Les faits généraux de choléra-morbus que nous avons rapportés et dont on peut voir les détails à la fin de ce mémoire, n'offrent-ils pas des symptômes aussi effrayans que ceux qui nous sont transmis par les observateurs de l'Inde? Ces symptômes n'ont-ils pas entre eux, comme nous l'avons fait voir déjà, une ressemblance si frappante qu'il est impossible d'y voir une différence remarquable.

Il reste donc prouvé et incontestable que nos choléra-morbus n'étaient pas moins graves que ceux de l'Inde, et que la bénignité de leurs symptômes n'a pas été et n'a pu être la cause du peu de mortalité que nous avons éprouvée.

Pourrait-on penser que, bien que ces symptômes aient été semblables, la nature de la maladie qui leur avait donné naissance ait été d'un caractère différent ?

Mais ici nous invoquons encore l'impartialité et les lumières des praticiens.

Savons-nous bien aujourd'hui même ce qu'est réellement la nature d'une maladie ?

Quelque immenses qu'aient été les progrès qu'ait faits jusqu'ici la science médicale, avouons-le sans détour, il lui est encore impossible de préciser en quoi consiste cette nature ; un nuage épais le lui a dérobé jusqu'à ce jour, et le lui dérobera long-temps encore. Elle est réduite, pour s'en faire une idée et la transmettre à ses adeptes, à se contenter de proclamer comme un axiome que la nature d'une maladie est semblable à celle d'une autre, quand on trouve dans le cours de l'une et de l'autre les mêmes phénomènes extérieurs, que nous appelons *symptômes*.

Si la science en est réduite aujourd'hui à ne s'appuyer, pour préciser le caractère ou la nature d'une affection, que sur les symptômes qui viennent frapper les sens, et si elle reconnaît qu'on peut admettre l'identité de nature ou de caractère entre deux affections, quand il y a similitude des phénomènes qui les accompagnent, pouvons-nous croire qu'il y ait une différence réelle dans la nature de notre choléra-morbus et dans celle du choléra indien ?

N'avons-nous pas fait voir que les symptômes qui se font remarquer dans l'un et dans l'autre sont d'une similitude extrême, et dès lors peut-il ne pas nous être démontré qu'il y a identité de caractère ou de nature entre notre choléra et celui de l'Inde.

Si notre faible mortalité ne tient, comme nous venons de le démontrer, ni à la bénignité plus grande de notre affection, ni à une différence de nature, à quoi dès lors pourrions-nous l'attribuer.

Ne serait-ce pas plutôt à la différence considérable qui existe entre le traitement employé par les médecins de l'Inde et de la Russie, et celui que nous avons mis en usage chez nos malades, traitement qui, comme on va le voir, est essentiellement différent des médications conseillées et employées de nos jours contre cette affection, soit en France, soit dans les Indes?

C'est la conviction profonde où nous sommes de l'influence extrêmement heureuse qu'a eue ce traitement sur la conservation de nos malades, et l'espérance fondée des avantages qu'on pourrait en retirer en l'appliquant au choléra-morbus indien, qui nous déterminent aujourd'hui à faire part à la société des observations que nous avons recueillies.

Si toutefois il advenait que l'application de notre traitement au choléra-morbus indien ne fût pas suivie des résultats heureux qu'une sage analogie nous met dans le droit d'en attendre, du moins nous oserons nous flatter que notre travail ne sera pas tout-à-fait infructueux pour l'humanité, puisqu'il nous resterait la consolation et la certitude d'avoir offert pour le traitement du choléra-morbus de l'Europe une médication plus prompte et beaucoup plus efficace qu'aucune de celles qui ont été proposées et mises en usage jusqu'à ce jour. Cette méthode n'est point l'œuvre d'une imagination exaltée, elle n'est point l'enfant d'une idée *à priori*; elle est tout simplement le résultat de la réflexion, et tout le monde à notre place en eût fait autant.

Depuis trois ans en effet (de 1824 à 1827), j'avais eu à traiter un grand nombre d'ouvriers attachés à nos fabriques de blanc de céruse.

En observant la manière dont se développaient les phénomènes du choléra-morbus qui se présenta alors dans ma pratique, en méditant sur leur caractère et l'ordre de leur succession, je ne pus m'empêcher d'y trouver une grande analogie avec ceux qui caractérisaient la plupart des empoisonnemens par le plomb.

Aux déjections alvines près, qui ne se trouvent point dans la colique saturnine, mais qui y sont remplacées par une autre lésion non moins grave des fonctions du gros intestin (la constipation très-intense), tous les autres phénomènes qu'on observe dans les empoisonnemens par le plomb, je les observais sur mes malades atteints du choléra-morbus : ces vomissemens interminables et si fréquens, ces crampes de l'estomac et des mollets, ces angoisses affreuses après les vomissemens, ces coliques atroces avec un pouls le plus souvent calme et petit, cette sécheresse de la peau, puis cette adynamie profonde, qui forment le groupe effrayant qui caractérise les empoisonnemens par les émanations saturnines. En quoi différaient ces symptômes de ceux que me présentait le choléra-morbus? N'étaient-ils pas à mes yeux la fidèle expression des souffrances des diverses portions du système nerveux (trisplanchnique) qui président aux fonctions de l'estomac, du foie et du tube intestinal? Pouvaient-ils être autre chose, en les appréciant d'après les règles d'une saine physiologie?

Si j'avais pu réussir à faire cesser par un traitement spécial les souffrances de ce système nerveux, lorsqu'elles avaient été produites par les émanations saturnines, pourquoi, me dis-je alors, ne pas rechercher si ce même traitement ne serait pas susceptible de faire cesser les souffrances qui ont lieu dans le choléra-morbus?

Pouvais-je en être détourné par la pensée que les causes qui produisent les deux maladies n'avaient entre elles aucune espèce de rapport, et que d'après ce défaut d'identité, ou même d'analogie, il ne devait pas y avoir de probabilité de succès dans l'application au choléra-morbus du traitement qui avait si bien guéri les coliques saturnines ? Mais cette pensée eût été une erreur, une hérésie médicale démontrée par une expérience journalière.

Ne voit-on pas en effet des fièvres intermittentes produites, les unes par un miasme particulier à une localité, les autres par des alimens offensifs pour l'estomac, quelques autres encore déterminées par des impressions morales très-fortes, d'autres enfin par l'influence du froid dans une circonstance où la surface du corps est très-échauffée? Quelle identité y a-t-il entre ces causes ? quel rapport peut-on y trouver ? Et cependant on n'oppose point un traitement spécial à chacune de ces causes qui a produit l'affection intermittente. Le quinquina triomphe de toutes avec le même succès, quand l'affection se borne à être purement intermittente ; si elle se complique de phlegmasie, on combat la complication avec les moyens qui sont reconnus propres à faire cesser la phlegmasie, et de cette manière toutes les affections intermittentes ont une thérapeutique certaine et rationnelle.

A combien d'autres affections ne pourrais-je pas étendre cette réflexion ? Il me sembla donc très-logique et conforme à une pratique rationnelle de ne me point laisser arrêter par la considération de la différence des causes qui peuvent produire ou la colique de plomb ou le choléra-morbus, de m'attacher à l'analogie, à la similitude que m'offraient les phénomènes propres à ces maladies; d'en déduire l'identité du siége anatomique, l'identité du caractère de ces deux affections, et enfin la très-grande probabilité du succès de l'application de la même thérapeutique à l'une et à l'autre.

Je me crus donc autorisé suffisamment à appliquer aux souffrances qui sont propres au choléra-morbus le traitement qui m'avait été si utile dans les cas de colique saturnine.

J'y fus d'autant plus porté que ce traitement me fournissant des moyens spéciaux propres à combattre la forme inflammatoire des empoisonnemens par le plomb, quand elle avait lieu, et d'autres non moins propres à triompher du caractère névralgique, qui est le plus habituel et toujours le premier développé, je pouvais espérer de combattre heureusement le choléra-morbus qui se présenterait *phlemasique*, avec la médication qui m'avait réussi dans les coliques saturnines *inflammatoires*, et le choléra-morbus *névralgique* avec la médication qui tous les jours me faisait triompher des coliques saturnines simplement *nervales*; et dans le cas où le choléra-morbus offrirait un caractère *intermittent*, *rémittent* ou profondément *adynamique*, je pourrais appliquer à cette nuance la médication que j'emploie avec le plus grand avantage dans les affections *typhoïdes intermittentes*, ou *rémittentes*, ou *continues*, médication dont il sera question plus loin.

L'expérience justifia complètement ma prévision et ma détermination, et je pus voir dans ce succès l'immense utilité qu'il y aurait en médecine à consulter plus souvent l'analogie, et à la prendre pour base positive des thérapeutiques nouvelles à introduire dans la science, ou des modifications à apporter à celles qui sont encore défectueuses.

Ceux de mes choléra-morbus qui n'étaient qu'au début, qui ne présentaient qu'un état nerveux intense, c'est-à-dire des vomissemens et des déjections alvines involontaires très-fréquens, des souffrances vives dans les entrailles sans aucune complication de phlegmasie, sans adynamie encore profonde, furent tous promptement guéris par l'application sur le ventre de l'épithème formulé ci-dessous (1), laissé pendant trois à quatre jours sans

---

(1) 2. Masse : *Emplâtre de ciguë* } *a a*.... 1 once 1/2.
Diachylum gommé }

être renouvelé s'il y amélioration des symptômes, et renouvelé le lendemain dans le cas contraire, et par l'application faite trois à quatre fois le jour ou plus souvent, sur l'intérieur des cuisses, des jambes et sur la partie lombaire du rachis, avec une cuillerée à bouche du liniment suivant :

℞. Eau de laurier cerise.	2 onces.
Ether sulfurique	1 once.
Extrait de belladone.	2 scrupules.

Faites ramollir dans l'eau chaude cette masse, ajoutez-y les poudres suivantes :

Poudre de thériaque (c'est-à-dire seulement les substances pulvérulentes qui entrent dans la composition de la thériaque, les autres étant inutiles), 1 once.

Camphre en poudre.	1 gros 1/2.
Soufre en poudre.	1/2 gros.

Faites du tout une masse bien mélangée, couvrez-en une peau ou une toile de grandeur suffisante pour couvrir la totalité du ventre, depuis l'épigastre inclusivement jusqu'au pubis.

Avant d'appliquer cet épithème, saupoudrez-en la surface avec le mélange suivant :

℞. Tartrite *Antimonié de potasse*. . . .	1 gros 1/2.
Camphre en poudre.	1 gros.
Fleur de soufre.	1/2 gros.

Retenez l'épithème sur le ventre au moyen d'un bandage de corps.

BIBLIOTHÈQUE IMPÉRIALE 2 IMPR.

Chez le plus grand nombre, huit heures s'étaient à peine écoulées après ce traitement, que les malades commençaient à en éprouver un heureux effet; les vomissemens se calmaient, les déjections alvines devenaient moins fréquentes, les angoisses étaient plus supportables.

Tant que les vomissemens persistaient, je ne permettais de loin en loin que quelques gorgées d'eau d'orge édulcorée; le plus ordinairement le lendemain les symptômes dangereux du choléra-morbus n'existaient plus; les malades ne ressentaient que l'extrême fatigue, effet ordinaire des violentes douleurs qu'ils avaient éprouvées, et un grand besoin de sommeil auquel ils se livraient avec bonheur. Bientôt l'appétit se manifestait; en le satisfaisant avec circonspection, la convalescence ne tardait pas à être parfaite.

Chez quelques-uns l'amélioration des symptômes n'étant pas aussi rapide, nous fîmes réappliquer un nouvel épithème sur le ventre : cette seconde application suffit pour triompher de la maladie

Un retour aussi prompt à la santé, dans une affection aussi douloureuse, si violente, si grave, si souvent pernicieuse, ne peut être attribué, suivant nous, qu'à l'influence de notre épithème et de notre liniment, puisque nous n'avons mis en usage que ces deux moyens, puisqu'il n'est pas de l'essence du choléra-morbus intense de cesser spontanément aussi promptement, puisque les substances qui composent l'épithème et le liniment sont par elles-mêmes très-énergiquement sédatives.

Chez ceux qui se présentèrent à nous étant atteints de cette maladie depuis quelques jours, et offrant alors tous les symptômes d'une adynamie profonde, pouls filiforme, sueur froide, contraction des mollets, décomposition des traits; après avoir fait couvrir le ventre de notre épithème chaud et bien saupoudré, nous fîmes frictionner d'heure en heure le rachis, l'intérieur des cuisses et des jambes, la région précordiale, avec le liniment suivant :

℞. Huile de camomille . . . . . . 2 parties.
Teinture éthérée de kina jaune. 1 partie (1).

Chaque friction consommait environ une cuillerée à bouche du liniment; on éloignait les frictions à mesure que la vitalité se rétablissait; concurremment avec ces moyens, nous faisions donner de l'eau d'orge fortement alicantée, c'est-

(1) Je ne saurais trop recommander l'usage de cette teinture éthérée; elle est de beaucoup supérieure par son action aux autres préparations du kina.

à-dire deux tiers de vin d'Alicante sur un tiers d'eau d'orge. (Cette potion se prenait par cuillerée à bouche, d'heure en heure.)

Il faut avoir été témoin de l'effet obtenu par ce concours de moyens, dans des cas qu'on pouvait regarder comme désespérés, pour y croire. Le retour de la chaleur, le rétablissement du pouls, la cessation de la décomposition des traits et de l'adynamie profonde, voilà les résultats qui avaient lieu, tout au plus dans l'intervalle de vingt-quatre heures. Nous avons pu les constater sur douze personnes; une seule d'entre elles n'a pu être sauvée.

A l'égard des malades qui, dès les premiers jours, offraient des paroxismes quotidiens de choléra-morbus, chez les premiers que j'eus à traiter j'employai l'épithème saupoudré; j'ajoutai seulement un demi-gros de sulfate de kinine à deux onces du liniment fait avec la teinture éthérée de kina et l'huile de camomille. Les paroxismes cédèrent promptement à cette médication. Chez les autres que j'eus à traiter postérieurement, éclairé par des faits de fièvre rémittente très-grave, avec symptômes cholériques qui furent très-bien guéris par le même épithème, mais *non saupoudré*, je me dispensai de saupoudrer l'épithème; je fis usage des mêmes frictions kinatisées, et la guérison de ces choléra-morbus à caractère rémittent n'en fut ni moins prompte ni moins durable.

Cette guérison, aussi prompte, aussi durable que celle que j'avais obtenue dans les fièvres rémittentes graves, sans emploi des poudres dont on couvre ordinairement l'épithème, me prouva que, dans cette nuance de choléra-morbus et dans les fièvres rémittentes graves, ces poudres ne sont pas aussi nécessaires qu'on pourrait le penser, puisque l'irritation viscérale qui constitue ces affections cédait très-bien et rapidement à l'action de la seule masse emplastique qui constitue l'épithème, et que dès lors il était important de s'en abstenir dans ces cas, afin d'éviter aux malades le développement des pustules que produit presque toujours la poudre stibiée, pustules douloureuses, et souvent difficiles à guérir. C'est aussi ce que je fais et ce que je recommande à tous les praticiens.

La guérison des fièvres rémittentes graves par la seule influence de ma masse emplastique appliquée sur le ventre, sans poudres, et par les frictions kinatisées aux cuisses, aux jambes, au rachis, m'inspira la pensée d'appliquer ce traitement aux fièvres continues graves, qui ne me paraissent qu'une nuance de la même maladie; les heureux effets que j'obtiens de cette application dans ces maladies depuis plusieurs années sont tellement constans et si multipliés, que je puis assurer qu'en ajoutant à ce traitement quelques moyens spéciaux propres à combattre certaines affections locales qui souvent aggravent le typhus, moyens que je ferai connaître dans le mémoire que j'achève en ce moment concernant ce sujet, cette maladie ne sera plus aussi redoutable qu'elle l'a été jusqu'à ce jour.

Sur un petit nombre de sujets je me crus obligé de faire appliquer des sangsues sur l'abdomen, en raison de la chaleur vive de ses parois, de l'intensité de la fièvre, de la sécheresse et de la chaleur de la peau ; je fis aussi couvrir le ventre de topiques mucilagineux et chauds ; les boissons furent seulement aqueuses et adoucissantes. Ces déplétions sanguines locales, ces topiques et ces boissons anti-phlogistiques, contribuèrent efficacement à faire cesser les symptômes phlegmasiques, et j'obtins, à l'aide de ces seuls moyens, une guérison complète chez ceux où il n'y avait que de la phlegmasie, comme je l'avais expérimenté un assez grand nombre de fois dans les coliques saturnines inflammatoires ; mais chez les malades où, indépendamment de la phlegmasie, il y avait un caractère névralgique prononcé, le traitement anti-phlogistique fut insuffisant ; les symptômes entéralgiques persévérèrent, et je ne pus faire disparaître ces derniers qu'en ayant recours à mon épithème saupoudré et à mon liniment sédatif.

Un individu jeune, très-fort, atteint brusquement du choléra-morbus dans les chaleurs brûlantes du mois de juillet 1825, et ne m'offrant que des symptômes névralgiques au plus haut degré, a été promptement guéri par l'application sur le ventre d'un cataplasme de farine de graine de lin, fortement saupoudré de tartre stibié mêlé au camphre et à la fleur de soufre, et par des frictions faites sur les cuisses, les jambes, le rachis, avec mon liniment anti-névropathique, composé, comme il a été dit plus haut, d'eau de laurier-cerise, d'extrait de belladone et d'éther (1). Ce malade avait pris avant, sans succès, de l'opium à haute dose.

Un enfant de huit ans, atteint de choléra-morbus très-douloureux, a été aussi promptement guéri à l'aide de ce cataplasme saupoudré.

Essayé sur trois autres, ce cataplasme n'a pas eu le même succès. Toutefois je pense qu'on pourrait y avoir recours, ainsi qu'à la poix également saupoudrée des mêmes poudres, c'est-à-

---

(1) Voyez mon *Mémoire sur les empoisonnemens par le plomb*, chez Ballière, à Paris. 1807.

dire de tartre stibié, de camphre et de fleur de soufre, dans le cas où il serait impossible de se procurer notre masse emplastique, qui, selon nous, á la plus grande influence sur l'économie, en raison des substances aromatiques qui la composent.

Je viens de donner un exposé fidèle, mais sommaire, des traits principaux sous lesquels s'est présenté le choléra-morbus grave que j'ai eu à traiter; j'y ai fait connaître le traitement que j'ai opposé à chacune de ses nuances principales, qui, en définitive, se bornent à la *névralgique*, à l'*adynamique* et à la *phlemasique*; j'en ai donné les résultats; il est facile maintenant d'avoir une opinion sur la justesse des principes qui ont déterminé et dirigé ce traitement. Pour peu que ces principes paraissent reposer sur une étude attentive des phénomènes que présente la maladie, sur une appréciation exacte de leur caractère, de leur point de départ, sur l'importance d'adresser plus spécialement à la peau les médicamens destinés à triompher des affections les plus graves des viscères, au lieu de recourir presque exclusivement aux viscères eux-mêmes, *stratégie médicale*, suivant nous, depuis trop long-temps en honneur et trop souvent funeste, on sera disposé à croire ces principes rationnels, et j'ai lieu d'espérer qu'on sentira bientôt le besoin d'en appeler à sa propre expérience pour reconnaître le degré de confiance qu'on doit avoir à la nouvelle méthode de traitement que je viens de communiquer ; car, en définitive, dans des questions de médecine clinique, les considérations théoriques ne sont, ne doivent être que secondaires ; car elles sont souvent superflues et quelquefois même dangereuses. Les faits seuls ont le droit de se faire entendre ; ce sont eux seuls qu'il faut invoquer. C'est donc à l'expérience seule qu'il appartient ici de porter un arrêt ; mais pour que cette expérience puisse être invoquée et citée comme un tribunal suprême dont le jugement sévère soit respecté, qu'il me soit permis de demander que le nouveau traitement que je propose pour le choléra-morbus sporadique et même pour le choléra épidémique, soit convenablement adapté à chacune des nuances que pourra présenter cette maladie, nuances qui appartiendront toujours à l'une de celles que j'ai signalées ; et pour cela qu'il me soit permis encore d'inviter le praticien expérimentateur à vouloir bien avoir ces nuances présentes à l'esprit au moment de ses essais, car autrement les insuccès, s'il y en avait, pourraient avec raison en être attribués à une application erronée ou peu réfléchie de notre méthode.

En effet, ou le choléra-morbus qu'on a à traiter se présente à son début avec des symptômes évidemment phlegmasiques, ce qui est rare, et ces symptômes sont pour moi une chaleur vive aux parois de l'abdomen ; un pouls fort et fréquent, peau sèche et brûlante, langue sèche, et sensibilité extrême du ventre au toucher ;

Ou ces symptômes phlegmasiques n'existent pas, et le choléra-morbus s'accompagne seulement alors de vomissemens très-multipliés, de déjections alvines très-fréquentes, d'angoisses plus ou moins intolérables et de douleurs profondes dans les viscères de l'abdomen, et peut être désigné comme choléra-morbus névralgique ;

Ou il offre évidemment une marche rémittente ou intermittente, typhoïde ou non typhoïde ;

Ou il a déjà réduit le malade à une prostration de forces extrême avec sueurs froides, pouls filiforme.

Si, dans le cas où il existe une phlegmasie certaine, on négligeait les déplétions sanguines locales, pour recourir de suite à l'épithème, aux frictions stimulantes, serait-ce la faute de la méthode de traitement indiquée, si la maladie s'aggravait pendant l'emploi d'une telle médication ?

Si, chez les sujets où l'affection est seulement nervale, et ceux où l'adynamie est déjà portée à un haut degré, on allait, par suite de la conviction où l'on pourrait être que cet état nerveux, cette adynamie profonde ne sont que le résultat d'une violente phlegmasie viscérale, commencer le traitement par des topiques mucilagineux, des saignées locales multipliées et des boissons adoucissantes, au lieu de recourir dans l'état nerveux à l'épithème saupoudré, aux frictions sédatives, et, dans l'état adynamique, au même épithème, aux frictions stimulantes, aux boissons toniques, et si cette application intempestive était suivie de la mort, serait-on en droit d'en accuser la méthode que nous recommandons?

Si la maladie, se présentant sous la forme d'une fièvre intermittente ou rémittente, était traitée d'abord par des vomitifs, des purgatifs, des débilitans, puis par le quinquina à l'intérieur, et qu'on en vînt ensuite à l'usage de l'épithème non saupoudré, des frictions fébrifuges, au moment où l'on aurait reconnu l'inefficacité des premiers moyens employés, pourrait-on, si notre méthode dans ce cas devenait elle-même inefficace, la regarder comme ayant été la cause de la perte du malade, ou du moins la croire aussi infructueuse que les autres?

Non sans doute, et ici nous en appelons à l'équité de nos lecteurs; non sans doute, car dans aucune de ces nuances de choléra-morbus on n'aurait suivi la marche que nous avons suivie nous-mêmes, et que nous venons de tracer.

Mais si le choléra-morbus que nous désignons sous le nom de phlegmasique ne cédait point aux saignées locales, aux topiques mucilagineux, aux boissons anti-phlogistiques, à la diète sévère, moyens que nous avons assignés à la médication de ce choléra-morbus;

Si celui que nous appelons névralgique, même le plus intense, résistait à l'action de notre épithème saupoudré, de nos frictions anti-névropathiques, moyens que nous affectons exclusivement à la forme névralgique;

Si le choléra que nous signalons sous le nom d'adynamique n'était pas heureusement combattu par notre épithème saupoudré, concurremment avec le liniment stimulant et la boisson alicantée, médication analogue à la précédente, mais plus appropriée au caractère adynamique;

Si enfin celui qui se présente avec la forme intermittente ou rémittente ne disparaissait sous l'influence de notre épithème non saupoudré, de nos frictions kinatisées, moyens réservés pour ce dernier caractère, alors nous aurions encouru le reproche d'en avoir voulu imposer, et nous aurions mérité et nous mériterions l'animadversion publique.

Si au contraire on voyait les saignées locales, les topiques mucilagineux, les boissons adoucissantes faire cesser le choléra phlegmasique;

Si on voyait l'épithème saupoudré, les frictions sédatives triompher promptement du choléra-morbus névralgique, mais non encore adynamique;

Si on voyait l'épithème non saupoudré, les frictions kinatisées, les boissons alicantées ramener des portes de la mort les individus qui y auraient été précipités par le choléra adynamique, ou à forme intermittente ou rémittente pernicieuse, alors, alors, nous croirions avoir des droits acquis à l'estime des praticiens et à la bienveillance de la société, et nous pourrions nous applaudir d'avoir aujourd'hui rempli un devoir rigoureusement imposé à tout membre d'une société savante, à tout médecin ami de son pays, en faisant connaître une méthode de traitement qui nous a été utile, et dont l'application raisonnée peut et doit contribuer au perfectionnement d'une partie importante de la science médicale. Dans le travail que nous présentons en ce jour au jugement de nos estimables collègues, nous ne nous sommes appuyés que sur des faits que nous avons recueillis nous-mêmes, et dont nous garantissons l'authenticité.

Ces faits, quoique peu nombreux, le sont

cependant assez pour qu'on en puisse déduire l'utilité de notre méthode.

Pour ne point abuser plus long-temps des momens de la société, nous les joignons à ce mémoire.

La section de médecine voudra bien en prendre connaissance, et les accueillir avec cette indulgence qu'elle accorde à tous les travaux qui ont pour but l'utilité publique.

Puissions-nous être assez heureux pour que cette communication, encouragée par votre bienveillance, détermine nos honorables collègues à présenter à leur tour le fruit de leurs méditations, et à venir chercher comme nous, dans le témoignage de votre estime, la récompense de leurs veilles.

FAITS.

Depuis 1822 jusqu'à ce jour (mars 1831) nous avons eu à traiter plus de quatre-vingts personnes atteintes de choléra-morbus.

Dans ce nombre, soixante n'ont présenté à leur début que des symptômes peu graves et qui ont promptement disparu : sur vingt, par des sangsues en petit nombre appliquées sur le ventre près de l'ombilic, par des topiques mucilagineux, chauds, tenus sur tout l'abdomen, des boissons mucilagineuses acidulées, des demi-bains, des lavemens émolliens et une diète sévère.

Sur quinze, par des bains entiers, des topiques mucilagineux, chauds, sur le ventre, arrosés de laudanum, des lavemens avec l'infusion de tilleul, des boissons d'eau d'orge ou chiendent, aromatisées avec un peu d'eau de fleur d'oranger (point de sangsues);

Sur les vingt-cinq autres, nous n'avons eu recours ni aux sangsues, ni aux topiques mucilagineux arrosés de laudanum; nous nous sommes contentés de tenir sur la totalité du ventre notre épithème, mais non saupoudré, nous l'avons laissé trois ou quatre jours, nous n'avons donné pour boisson que de l'eau d'orge édulcorée, quelquefois coupée avec du lait : chez quelques-uns de ces malades, qui présentaient des symptômes un peu plus intenses, nous mettions en usage notre liniment sédatif à l'intérieur des cuisses, sur le rachis et aux jambes, et la guérison a été plus prompte qu'avec les topiques arrosés de laudanum.

La première médication nous était indiquée par la sensibilité du ventre au toucher, par la chaleur de ses parois, par un peu de sécheresse à la langue, et par la presque continuité des souffrances;

La seconde, par l'absence de ces symptômes que nous venons d'énoncer, et par un intervalle assez long entre les souffrances;

La troisième nous fut inspirée par les résultats heureux que nous avions obtenus, dans les coliques nerveuses, de l'emploi de notre épithème non saupoudré. L'analogie que nous trouvâmes entre nos choléra-morbus peu graves et ces coliques, nous détermina à en tenter l'essai dans les cas névralgiques peu intenses. Cet essai a été si constamment satisfaisant, que maintenant nous préférons avoir recours d'abord à ce topique, au début de nos choléra-morbus, ainsi que dans les gastralgies, les entéralgies, et autres affections nerveuses des viscères, accompagnées ou non de pyrexie, et nous ne venons à l'usage de notre épithème saupoudré que dans les cas graves dès leur principe, ou dans ceux où nous n'aurions pas obtenu de l'épithème non saupoudré une prompte amélioration des symptômes.

Nous ne croyons pas qu'il soit utile de donner des observations détaillées concernant ces affections peu graves.

Nous pensons qu'il suffit de faire connaître que nous avons combattu heureusement celles qui présentaient un caractère phlegmasique par les sangsues et le régime antiphlogistique sévère;

Celles qui offraient un caractère névralgique, d'abord par des bains, des topiques sur le ventre arrosés de landanum, des boissons légèrement aromatisées, puis par notre épithème non saupoudré et des boissons orgées édulcorées.

A l'égard des vingt autres choléra qui, dès leur début, nous ont offert des symptômes extrêmement graves, et chez la plupart desquels nous avions constaté l'inefficacité des médications dont nous venons de parler, nous avons recueilli jour par jour les phénomènes qu'ils ont présentés, le traitement qui leur a été appliqué, et le résultat qui en a été la suite.

Ce sont ces observations que nous donnons aujourd'hui avec des détails suffisans pour fournir des preuves irréfragables de l'efficacité de la nouvelle méthode que nous proposons pour les choléra-morbus graves.

Puissent-elles ébranler et modifier l'opinion des praticiens qui restent convaincus, chacun d'après son expérience, que la guérison des choléra-morbus les plus graves s'obtient ou peut s'obtenir exclusivement, soit par les sangsues en grand nombre, soit par le calomel et les stimulans les plus énergiques à l'intérieur, soit par l'opium à haute dose, et les irritans les plus actifs appliqués sur la peau, et que toute nouvelle médication, autre que l'une de celles que nous venons de citer, est tout-à-fait superflue.

Pour mettre de l'ordre dans l'exposé de ces observations, et faciliter à nos juges le travail que réclament les faits que nous allons leur soumettre, nous avons cru utile de grouper ensemble les faits les plus analogues, et de baser chaque groupe sur le rapport des phénomènes et le résultat du traitement.

Parmi ces phénomènes, les uns sont pour nous l'indice du caractère névralgique, sans complication de phlegmasie ou d'adynamie profonde. Nous réunirons tous les cas que présentent ces phénomènes, et nous en formerons le *groupe névralgique*.

Ceux qui présenteront le caractère non équivoque d'une profonde prostration de forces réunie à une névralgie interne, formeront le *groupe névro-adynamique*.

Ceux qui auront le caractère rémittent, intermittent avec adynamie, constitueront le groupe *rémittent, intermittent, pernicieux*.

Ceux qui nous paraîtront devoir être considérés comme le résultat actuel d'une phlegmasie, formeront le *groupe inflammatoire* ou *névrophlegmasique*.

§. I. GROUPE NÉVRALGIQUE.

Caractère de ce groupe.

Invasion subite par une douleur à l'épigastre et à l'ombilic très-vive, suivie de vomissemens et d'évacuations alvines involontaires, non fétides ou peu fétides, grisâtres; point de fièvre, pouls petit, souvent irrégulier; point de sensibilité du ventre au toucher, chaleur de la peau souvent au-dessous de l'état normal, soif vive et langue humide, grippement des traits, souvent convulsion tétanique des mollets et des doigts des mains; intervalles entre les souffrances abdominales, constans, mais plus ou moins rapprochés ; adynamie intense au début, augmentant rapidement, mais alternant avec une agitation convulsive.

Ire OBSERVATION.

En juin 1824, je fus appelé près la Croix-Fleury, faubourg Saint-Vincent, auprès de la femme Lenormand, qui depuis deux jours était atteinte de vomissemens extrêmement fréquens, de déjections alvines très-répétées, de souffrances atroces dans le bas-ventre. M. Pelletier, chirurgien, qui lui avait donné des soins dès le début, avait employé sans succès les bains, les topiques mucilagineux sur le ventre, l'opium à haute dose à l'intérieur, des lavemens narcotiques et les sangsues.

Lorsque je vis cette femme, qui était âgée d'environ trente ans, je fus frappé de la décomposition de ses traits ; sa figure était grippée, ses yeux retirés au fond de l'orbite, sans expression ; sa peau était froide en plusieurs parties, aux extrémités surtout, et la malade se disait brûlante dans les entrailles ; son pouls était filiforme, irrégulier ; les souffrances du ventre étaient intolérables, la pression ne les augmentait pas, et les parois de l'abdomen n'étaient pas aussi chaudes que dans l'état normal. Il y avait des intervalles de demi-heure entre les souffrances ; les vomissemens étaient toujours très-fréquens, ils étaient muqueux, séreux et grisâtres ; les déjections alvines étaient involontaires et presque argileuses ; les dents craquaient quelquefois ; les mollets étaient douloureux et presque tétanisés ;

l'adynamie la plus complète et l'agitation convulsive se succédaient à chaque évacuation ; la soif était vive et la langue humide ; l'insomnie était complète.

Il fut convenu avec M. Pelletier qu'on appliquerait sur le ventre mon épithème saupoudré, qu'on frictionnerait les cuisses et les jambes avec mon liniment sédatif, qu'on donnerait pour boisson un peu d'eau d'orge coupée avec une très-petite quantité de lait sucré. Ce traitement fut suivi. Le lendemain nous trouvâmes les douleurs moindres, les vomissemens et les déjections alvines moins fréquens ; il n'y avait plus d'agitation convulsive : la chaleur s'était rétablie. On continua les frictions. Le sur-lendemain il n'y avait ni douleur, ni vomissemens, ni déjections alvines ; un sommeil doux avait été la suite de ce calme. Le ventre était couvert de pustules varioloïdes; ces putules se cicatrisèrent avec lenteur. La malade en souffrit assez vivement, mais elle se trouvait si heureuse d'être délivrée des coliques affreuses qu'elle avait eues, qu'elle n'y faisait que peu d'attention. Son appétit se réveilla ; on lui permit progressivement un peu plus de nourriture; douze jours après l'application de ce dernier traitement, elle vaquait à ses affaires.

2me OBSERVATION.

En mars 1824, Mlle Augustine Benard, couturière, demeurant maintenant rue de l'Evêché, fut, sans cause connue, prise d'une douleur lancinante, d'abord au creux de l'estomac, puis à l'ombilic, puis vers la fosse iliaque droite; cette douleur augmenta avec une rapidité extrême, au point qu'à peine une heure après son apparition elle était intolérable : on m'envoya chercher. Je trouvai Mlle Augustine à peu près sans pouls, ne pouvant plus parler, la figure horriblement décomposée, le nez et les mains froides, une sueur froide coulant sur la poitrine et le visage, vomissant à chaque instant des mucosités grisâtres, et éprouvant à chaque vomissement une prostration de forces extrême, à laquelle succédait promptement un retour extraordinaire de forces qui la faisait s'agiter d'une manière convulsive dans son lit; aux vomissemens se joignirent bientôt des selles involontaires, comme amidonées; une soif inextinguible dévorait la malade, et chaque fois qu'elle prenait un peu de boisson, les douleurs d'estomac et du ventre, les vomissemens et les évacuations alvines avaient lieu presque simultanément.

Le ventre fut couvert de mon épithème fortement saupoudré et appliqué très-chaud. On fit aux cuisses et aux jambes des frictions avec le liniment calmant de quart-d'heure en quart-d'heure. On suspendit toute boisson.

Six heures après ce traitement, on s'aperçut qu'il y avait un peu de diminution dans les souffrances, par la diminution de l'agitation convulsive, et par la fréquence moindre des évacuations alvines. La chaleur commença à se rétablir, le mieux se prononça de plus en plus dans les sept heures qui suivirent. Le matin, à ma visite, mademoiselle Augustine souffrait très-peu du ventre; quoique extrêmement faible, elle put parler; ses vomissemens s'étaient calmés; elle avait encore quelques selles involontaires, mais elles étaient moins blanches; l'urine, qui n'avait point coulé depuis le commencement de la colique, reparut, mais elle était très-claire et blanche. L'agitation convulsive avait cessé vers les deux heures dans la nuit; la soif n'était plus dévorante. Le pouls était presque redevenu normal. Je fis donner un peu de lait coupé avec de l'eau d'orge, par cuillerée à bouche, pour les premières doses, puis un peu plus abondamment, quand il fut reconnu que l'estomac pouvait le supporter; l'épithème fut levé à midi. Le ventre était rouge à la surface. On y voyait un assez grand nombre de pustules orbiculaires ombiliquées et déjà grosses. La malade en éprouvait une douleur assez vive. Fomentations émollientes sur ces pustules, continuation du liniment trois à quatre fois le jour.

A ma visite du soir, Mlle Augustine était bien; elle n'avait plus de selles; elle a pu dormir une heure dans la journée; l'urine a été jaune, a déposé un peu; on a pris environ un demi-setier de lait coupé édulcoré avec le sirop de gomme. Le mieux s'est continué les jours suivans, les fonctions se sont parfaitement rétablies. Les pustules ont été près de quinze jours à sécher; à cette époque, Mlle Augustine était entièrement rendue à sa santé ordinaire.

3me OBSERVATION.

Le 15 juillet 1825, M. Mulot, ex-pharmacien militaire, demeurant à Saumur et revenant de Paris, se fait transporter à l'hôtel de France à son arrivée à Orléans; il commande un bain, se fait faire une potion avec l'opium et l'éther, pour se guérir d'une douleur atroce qui lui était survenue tout-à-coup, depuis une heure environ, entre l'estomac et l'ombilic. Ce voyageur, loin d'éprouver de l'amélioration de ces moyens, et sentant ses douleurs s'aggraver de moment à l'autre, se voyant atteint de vomissemens extrêmement fréquens, d'évacuations alvines grisâtres fortement odorantes, me fit appeler. Je le trouvai dans son bain. Sa figure avait un aspect effrayant. Quoique jeune et fortement constitué, il avait l'air d'un vieillard, tant ses traits étaient décomposés. Il était dans l'inquiétude la plus grande sur son existence. Il se sentait près de périr après chaque vomissement; une sueur froide lui coulait sur la figure, quoiqu'il fût dans un bain chaud. Son pouls était très-petit ; il changeait de place à chaque instant dans sa baignoire; chaque cuillerée de sa potion augmentait ses souffrances.

Je le fis sortir du bain et coucher dans un lit bien chaud; je lui fis couvrir le ventre d'un cataplasme de farine de graine de lin très-chaud, très-épais, et recouvert des trois poudres dont mon épithème est saupoudré, c'est-à-dire tartre stibié, camphre et fleur de soufre. Les douleurs étaient si atroces, la décomposition des traits si prononcée, le pouls si petit que je me décidai à employer ce cataplasme en attendant qu'on eût pu préparer l'épithème. Je lui fis frictionner de demi-heure en demi-heure les jambes, l'intérieur des cuisses avec mon liniment calmant. Je ne lui donnai aucune boisson.

Deux heures après l'application de ce cataplasme et les frictions, M. Mulot ne souffrait plus. Il s'endormit paisiblement; son sommeil dura cinq heures. Le soir il put prendre un petit potage au lait. Il ôta son cataplasme, qui n'avait produit qu'une faible rougeur. Le lendemain matin, il repartit pour Saumur, se trouvant assez bien pour faire le voyage.

Peut-on voir un effet plus rapide et plus satisfaisant que celui qu'on a obtenu de l'action des moyens qui ont été employés chez ce malade? Ici l'épithème a été heureusement remplacé par le cataplasme saupoudré.

4me OBSERVATION.

Le 3 août 1825, Mme Baudran, faubourg Bannier, jouissant de la meilleure santé possible, se trouva tout-à-coup, sur les deux heures après-midi, prise d'une douleur horrible entre l'épigastre et l'ombilic; on lui couvre le ventre de serviettes très-chaudes, on lui donne de l'eau de fleur d'oranger. Sa douleur s'aggrave avec une rapidité inconcevable; elle perd la parole; on la porte sur son lit; on renouvelle les serviettes chaudes; les vomissemens surviennent, ils ont lieu avec une anxiété inexprimable; les évacuations alvines ne tardent pas à paraître; la prostration des forces est au plus haut degré. On m'envoie chercher; j'arrive à quatre heures, et je trouve cette malheureuse femme dans la situation la plus déplorable; elle était froide de tout le corps, elle n'avait plus qu'un pouls imperceptible; une sueur froide couvrait sa figure, qui était toute décomposée. Un cri sourd et plaintif et une agitation continuelle sont les seules expressions de ses souffrances; elle ne répond à aucune des demandes qu'on lui fait; son ventre est déprimé et ne se montre pas sensible au toucher; sa langue, autant que je pus m'en assurer, était humide. Ses selles étaient alors mousseuses, glaireuses; elles étaient en petite quantité et se renouvelaient à l'insu de la malade de quart-d'heure en quart-d'heure; les vomissemens n'étaient qu'une eau grisâtre un peu muqueuse. Le nez était déjà un peu bleuâtre, ainsi que les doigts des pieds et des mains.

Je fis préparer de suite un large cataplasme de farine de graine de lin; je le couvris moi-même de camphre, de tartre stibié et de fleur de soufre, comme mes épithèmes, et je l'appliquai très chaud sur le ventre. Aussitôt après je fis frictionner les jambes et l'intérieur des cuisses avec mon liniment calmant de quart-d'heure en quart-d'heure; on donna de temps à autre une cuillerée à café d'eau d'orge alicantée; je revins sur les sept heures; il n'y avait pas de mieux prononcé, mais le mal n'avait point fait de progrès. A dix heures du soir la malade commença à reconnaître ses enfans. Les vomissemens et les selles n'étaient plus aussi fréquens. A deux heures dans la nuit, les douleurs ont cessé; il n'y a plus ni selles ni vomissemens; la parole revient, la chaleur se rétablit à la surface du corps; Mme Baudran est sauvée: elle dort quelques heures.

Le matin, à ma visite, je la trouve accablée, mais sans douleur intérieure; elle ne se plaignait que de la peau de son ventre, où elle ressentait une chaleur extrême. Je levai le cataplasme, et je vis le ventre couvert de pustules déjà grosses comme des pois ronds, très-rouges et très-brûlantes à la main. Je remplaçai le cataplasme par des linges imbibés de décoction de graine de lin et de feuilles de laitue; on donna un peu de lait coupé avec de l'eau d'orge par quart de tasse. Les douleurs internes ne reparurent plus, les selles se montrèrent jaunâtres, l'urine coula librement, le sommeil se rétablit : notre malade n'éprouva plus d'autres douleurs que celles qui étaient l'effet des pustules, qui avaient beaucoup grossi ; on continua sur le ventre les lotions mucilagineuses, on eut recours ensuite à l'onguent rosat : ces pustules furent quinze jours à se cicatriser complètement. Pendant ce temps, les fonctions digestives revinrent de jour en jour à leur état normal, à l'aide d'un régime lacté d'abord, puis composé d'un mélange de lait, de fécule et d'alimens gras d'une facile digestion.

Le même jour où madame Baudran fut tout-à-coup prise de ce choléra, un cafetier, sur le Martroi en fut également atteint : je ne pourrais dire au juste quels furent les symptômes qu'il présenta. Ce que je sais, c'est que trois jours après il n'existait plus. Tels sont du moins les renseignemens qui m'ont été donnés à ce sujet.

La semaine d'après, au faubourg Bannier, près les Aides, derrière la bascule, un vigneron fut pris de la même colique; il en périt le troisième jour aussi. Je tiens ce fait de M. Baudran, et je ne le cite que pour fournir la preuve de la gravité de la maladie dont était atteinte madame Baudran, puisqu'elle était, me dit-on, semblable à celle dont venaient de périr en quelques jours deux hommes fortement constitués.

5me OBSERVATION.

Le jeudi 4 août 1825, le petit Bertrand, âgé de neuf ans, fils de M. Bertrand, maître maçon, demeurant au Portereau-du-Coq, est atteint tout-à-coup, sur les six heures du soir, de douleurs très-aiguës dans le ventre; à ces douleurs succède un vomissement qui se répète à chaque instant, auquel se joignent des évacuations alvines extrêmement fréquentes, involontaires, blanchâtres, et d'une odeur fétide. On me fit appeler. Déjà cet enfant avait vomi quinze fois et avait eu dix selles. Je le trouvai dans l'état le plus alarmant : figure décomposée, yeux hagards, enfoncés dans l'orbite, déjà pulvérulens; le nez bleuâtre, le pouls presque nul, la peau froide, le ventre déprimé, non douloureux au toucher; point d'urines, une sueur froide, et de temps à autre une agitation convulsive de tout le corps; la langue est humide et propre, l'enfant demande à boire à chaque instant; la soif est extrême.

L'effet merveilleux que je venais d'obtenir de mon cataplasme saupoudré chez M. Mulot, à l'hôtel-de-France, ainsi que sur madame Baudran, dont l'affection me semblait identique à celle du petit Bertrand, me détermina à recourir à ce topique chez mon petit malade, avant d'employer mon épithème, me promettant bien de revenir à cet épithème, si le topique était insuffisant.

Je lui fis aussi frictionner les jambes, les cuisses, avec le même liniment sédatif.

L'application du topique bien saupoudré fut faite sur les sept heures du soir; les frictions se firent de demi-heure en demi-heure.

A minuit l'enfant fut guéri : il avait commencé à être soulagé trois heures après le traitement; les selles étaient devenues de moins en moins fétides et moins blanches; les vomissemens s'étaient calmés par degrés; la figure avait repris son caractère normal; les yeux, leur éclat presque ordinaire; la peau du ventre était un peu rouge dans la partie qui avait été couverte par le cataplasme. Il n'y eut point de pustules. On donna dans la nuit un peu d'eau d'orge coupée avec du lait; on augmenta les jours suivans la nourriture avec beaucoup de prudence.

L'opium, les purgatifs, les vésicatoires auraient-ils produit une guérison plus rapide ou aussi rapide? Je le demande aux praticiens impartiaux.

6me OBSERVATION.

En septembre 1826, la femme Clavelle, dont le mari est en ce moment attaché aux messageries orléanaises, nourrissait un enfant dont elle était accouchée six semaines avant; tout-à-coup elle éprouve de violentes douleurs près de l'ombilic; puis elle vomit beaucoup de matières muqueuses, et en même temps elle eut des garde-robes très-fréquentes, grisâtres, glaireuses; les vomissemens se multiplient ainsi que les selles; l'angoisse est inexprimable après chaque évacuation. M. Pelletier, qui l'avait accouchée, est appelé, et lui fait appliquer des sangsues sur le ventre; lui fait mettre ensuite sur l'abdomen des cataplasmes arrosés de laudanum, lui donne une potion fortement opiacée. Ces moyens très-rationnels n'entravent point la marche de la maladie; les vomissemens augmentent ainsi que les selles, les souffrances du ventre sont atroces, la malade est dans une agitation convulsive; elle demande et craint la mort. Ses traits sont grippés, sa figure est profondément altérée, sa peau est presque froide partout; il y a soif brûlante, et chaque fois qu'elle boit, le vomissement a lieu avec des douleurs inexprimables;

l'urine est supprimée entièrement. Tel est l'état dans lequel je trouvai la femme Clavelle, qui m'avait fait appeler en consultation. D'après le caractère de cette affection, je ne balançai pas à proposer à M. Pelletier l'épithème et les frictions qui nous avaient si bien réussi deux ans avant chez la femme Lenormand, dont nous venons de rapporter l'observation. L'épithème fut appliqué bien saupoudré, les frictions furent faites aux cuisses, aux jambes et sur le rachis. Dix heures ne s'étaient pas écoulées que l'agitation de la malheureuse femme était moindre. A cette époque, elle sentit un allégement bien prononcé à ses souffrances; ce mieux alla en croissant. Le lendemain, à notre visite, nous fûmes étonnés du changement qui s'était opéré dans l'état de notre malade. Les déjections alvines avaient cessé, les vomissemens n'avaient lieu que de loin en loin, les douleurs abdominales avaient prodigieusement diminué, la figure avait repris son caractère habituel, la peau sa chaleur ordinaire, l'urine avait commencé à couler. On continua les frictions deux jours encore; on leva l'épithème le lendemain soir : il avait produit des pustules très-nombreuses et très-grosses, ombiliquées à leur centre, et d'une teinte bleuâtre. On couvrit le ventre de linges imbibés de décoction mucilagineuse, pour adoucir l'inflammation très-vive des pustules, et la douleur qui en était la suite.

Le quatrième jour, il n'existait plus de symptômes du choléra ; la malade seulement était très-faible. On essaya un peu de lait coupé, il passa bien; on en vint, les jours suivans, aux panades, aux potages avec les fécules. L'estomac recouvra progressivement la faculté de digérer les alimens tirés du règne animal. Chez cette malade, le traitement a été suivi d'une amélioration aussi prompte que chez la femme Lenormand, et aussi surprenante. Au bout de vingt jours, la femme Clavelle put reprendre comme avant les fonctions de son ménage, et elle n'a ressenti depuis aucune atteinte de cette horrible affection.

7me OBSERVATION.

En novembre 1825, on m'appelle en toute hâte pour aller donner des soins à mademoiselle Bardin, sœur de la tapissière, cloître Saint-Etienne, qui depuis deux heures était en proie aux douleurs les plus déchirantes dans les entrailles, à des vomissemens qui se répétaient à chaque instant, et à des selles très-nombreuses. Je la trouvai dans un état convulsif général. Ses dents craquaient, ses mains se tordaient, son tronc se fléchissait et se redressait brusquement. Elle se roulait dans son lit, en jetant les cris les plus perçans; ses yeux étaient hagards, sa figure grippée; et cependant son pouls était calme, très-petit; une sueur froide coulait sur son visage et sa poitrine; son ventre n'était ni chaud ni douloureux au toucher. Je crus que j'obtiendrais du cataplasme saupoudré les heureux effets que j'avais obtenus les mois précédens sur M. Mulot, Mme Baudran et le petit Bertrand; je le lui fis appliquer sur le ventre, et j'ordonnai les frictions avec mon liniment sur les cuisses et aux jambes. Je revins quatre heures après; je trouvai la malade plus accablée et souffrant davantage : dans la crainte que ce cataplasme ne fût insuffisant, je le fis remplacer par l'épithème fortement saupoudré et appliqué très-chaud. On continua les frictions, on donna quelques gorgées d'eau d'orge aromatisée avec un peu d'eau de fleur d'oranger. Vers les cinq heures du matin, la malade se sentit un peu moins souffrante; les convulsions s'étaient calmées, les vomissemens étaient plus rares. Sur les huit heures, à ma visite, je trouvai un changement très-grand dans l'état de ma malade; elle était presque sans souffrance; il y avait deux heures qu'elle n'avait vomi; ses dents ne craquaient plus; ses mains ne se tordaient plus; elle pouvait rester sur le dos long-temps sans être tourmentée par le besoin de changer de place. A une heure après-midi, mademoiselle Bardin était tout-à-fait calme, elle avait dormi une heure; il n'y avait plus eu de vomissemens ni de selles; elle demanda un peu de lait, on lui en donna coupé avec de l'eau d'orge édulcorée avec le sirop de gomme. La nuit fut calme. Le lendemain, on leva l'épithème, qui avait produit de grosses pustules varioloïdes et très-nombreuses; le ventre était chaud à l'extérieur et douloureux. On remplaça l'épithème par des fomentations émollientes, on continua les frictions trois fois le jour seulement; on augmenta la quantité du lait, on lui adjoignit un peu de fécule; on en vint ensuite au bouillon de poulet, puis au bouillon de bœuf léger. Enfin, au bout de trois semaines, les pustules furent entièrement cicatrisées, et les fonctions parfaitement rétablies.

Chez mademoiselle Bardin, le cataplasme saupoudré n'a pas été suivi d'un résultat aussi satisfaisant que chez les trois autres; aussi l'ai-je remplacé quatre heures après par mon épithème, qui, probablement à cause du tempérament nerveux de la malade, a eu une influence plus heureuse sur l'économie de cette demoiselle, en raisondes substances aromatiques qui le composent.

8me OBSERVATION.

Le 31 août 1826, la femme Simon, ma fermière à Lignerolles, commune de Fleury, fatiguée depuis un mois des soins qu'elle donne à sa fille qu'elle allaite, mange le soir du pain fait du jour, se couche, dort un peu, mais d'un sommeil pénible, est réveillée à deux heures dans la nuit par des douleurs atroces dans le ventre, entre l'estomac et l'ombilic, et dans la fosse iliaque gauche. A ces douleurs se joignent des évacuations alvines répétées à chaque instant, d'une nature aqueuse en partie, et muqueuses et sanguinolentes, des vomissemens presque continuels de mucosités mêlées aux boissons qu'elle a prises et qu'elle désire ardemment pour éteindre la soif qui la dévore. On lui fait boire du vin chaud sucré, on lui donne de l'eau sucrée, du thé, on lui met un cataplasme de mie de pain et de lait sur le ventre; les douleurs continuent, s'aggravent; les évacuations par haut et par bas augmentent; l'angoisse devient inexprimable; la malade ne parle que de la mort : on m'envoie chercher. J'arrive à la ferme à dix heures du matin; je trouve cette femme presque sans pouls, la peau froide et couverte de sueur visqueuse et froide, les traits de la face extrêmement grippés, le désespoir dans l'âme, et répétant d'une voix à peine sensible qu'elle se sentait mourir; sa langue était un peu sèche, un peu rouge; elle voulait avoir toujours un peu de liquide frais dans la bouche ou sur les lèvres; en un quart-d'heure, elle eut devant moi six évacuations alvines; la proportion d'eau rendue par les selles était énorme. Le fond du vase était couvert d'une bouillie épaisse, formée par un mélange de mucus et de sang; elle vomit quatre fois; une seule fois elle rendit un peu de bile verte dans une masse de mucosités glaireuses, délayée dans une assez grande quantité d'eau semblable à celle qu'elle évacuait par le bas; elle n'urinait que goutte à goutte. Ses bras étaient toujours au-dessus de sa tête, ses jambes et ses cuisses étaient dans un mouvement continuel et alternatif de flexion et d'extension; ses seins sont flétris, et ne contiennent plus de lait.

Suppression de toute boisson, un vésicatoire à chaque jambe, lavement avec un verre et demi de lait dans lequel on a délayé une cuillerée à bouche d'amidon et fait fondre une once de suif; ce lavement formait une bouillie épaisse.

Topique sur le ventre, de farine de graine de lin saupoudré avec le camphre, le tartre stibié et la fleur de soufre.

Friction de quart-d'heure en quart-d'heure avec mon liniment sédatif sur les cuisses et les jambes.

A midi un nouveau topique semblable au premier est appliqué sur le ventre.

Le lavement n'est point rendu. A huit heures du soir, à ma visite, il ne l'était pas encore. Par conséquent, la dyssenterie avait cessé. Les douleurs de ventre se sont calmées un peu. Trois heures après le dernier topique, les vomissemens continuent encore, mais ils s'éloignent. Le pouls se rétablit par degrés, les membres se réchauffent, la soif est encore dévorante, l'agitation convulsive des jambes s'est calmée. Voyant que les vomissemens ne cèdent point, je remplace le topique saupoudré par mon épithème fortement saupoudré. J'ordonne par cuillerée à café un peu d'eau panée rendue légèrement laiteuse ; on continue les frictions ; les vomissemens ont persisté jusqu'à deux heures du matin avec une grande angoisse et un grand abattement. La malade jusqu'à cette heure a toujours été tourmentée par le besoin invincible de boire, quoiqu'aussitôt après avoir bu elle fût obligée de vomir. Depuis cette heure elle n'a plus de vomissemens, elle a reposé deux heures d'un sommeil paisible. L'eau laiteuse a bien passé. Je revois cette malade à une heure après midi, je la trouve calme ; les traits de la figure sont dans l'état naturel ; le pouls, la chaleur du corps sont dans l'état physiologique ; il n'y a plus ni selles, ni vomissemens ; le lavement a été rendu une heure avant mon arrivée, tel qu'il avait été donné, sans mélange de fèces, sans sang ; la malade, depuis la matinée, a uriné deux fois assez abondamment ; son urine était peu rouge et claire. L'épithème produit en ce moment une sensation de brûlure légère sur la peau ; il avait été appliqué la veille à sept heures du soir. La soif est tout à-fait calmée ; la voix, qui était entièrement éteinte hier, a recouvré sa force et son timbre ordinaires.

Sur les quatre heures du soir, la malade éprouve un peu de mal de tête et quelques nausées. Je fis appliquer des feuilles de vigne sur le front, et j'ordonnai qu'on les renouvelât souvent. Ses seins se gonflent un peu ; la secrétion laiteuse semble vouloir se rétablir ; mais comme cette femme avait été considérablement affaiblie par son allaitement, je profitai de l'occasion pour ne pas le continuer ; on ne présenta plus l'enfant, on l'éleva à la téterolle. J'engageai la malade à se faire frictionner les seins et les aisselles avec mon liniment, deux fois le jour, et à y laisser appliquée de la laine imbibée de ce liniment, moyen que j'emploie avec un succès constant pour faire cesser la sécrétion laiteuse chez les femmes qui sèvrent, et que je ne saurais trop recommander aux praticiens. On fit la fomentation sur les seins et aux aisselles; on donna une soupe maigre très-légère. L'épithème fut levé le 2 septembre; on trouva le ventre couvert de petites pustules miliaires, et sept à huit grosses pustules varioloïdes. Les seins se dégorgent; il n'y a point de selles; le mal de tête et les nausées ont disparu. Le 3 septembre l'urine est très-abondante; on continue encore les frictions et les fomentations sur les seins.

Le 4 septembre la malade se lève; elle est très-bien, elle a de l'appétit, mange trois soupes; le soir, elle a une selle spontanée; les fèces sont ovillées. On couvre le ventre d'un peu de beurre frais pour amortir l'irritation produite par les pustules.

Le 5 septembre, elle commence à reprendre ses travaux de fermière.

Ainsi, en six heures de temps, une dysenterie qui s'annonçait de la manière la plus dangereuse est arrêtée; en vingt-quatre heures, un vomissement continuel avec syncope, sueur froide, est entièrement calmé, sans opium, sans sangsues, sans calomel.

Nos frictions sédatives et notre épithème ont suffi pour produire un résultat aussi prompt et aussi surprenant; le fait est incontestable, car nous ne pensons pas qu'on puisse l'attribuer aux efforts de la nature ou à l'action des vésicatoires, qui avaient à peine rougi les parties sur lesquelles ils avaient été appliqués.

§. II. GROUPE NÉVRO-ADYNAMIQUE.

Caractère de ce groupe.

Invasion subite comme dans le précédent par une douleur au creux de l'estomac et près de l'ombilic, suivie immédiatement d'un abattement extrême, sans convulsion, sans mouvement tétanique, sans grande agitation, gémissemens au lieu de cris, évacuations alvines involontaires très-fétides; sueur froide et refroidissement de toute la surface du corps; altération profonde des traits; enfoncement des yeux dans les orbites, et leur aspect pulvérulent; syncopes fréquentes après les évacuations; terreur de la mort au début, puis indifférence extrême.

1re OBSERVATION.

Vers la fin du carême 1824, en mars, madame d'Autroche, âgée de soixante-seize ans, se couche très-bien portante. Sur les quatre heures, dans la nuit, elle est réveillée subitement par une douleur extrêmement vive à l'estomac et à l'ombilic. Ses domestiques lui couvrent le ventre de serviettes chaudes. La douleur devient intolérable, ses cris sont déchirans. On m'envoie chercher; il était cinq heures du matin. Madame d'Autroche commençait à délirer; ses cris étaient alors étouffés, sa figure était très-altérée; elle vomissait à chaque instant des gorgées de matières visqueuses, d'une odeur aigre; bientôt les selles devinrent involontaires et très-fétides, le ventre était ou paraissait un peu sensible à la pression, la soif était extrême, le pouls roide, un peu irrégulier.

Comme j'avais soulagé plusieurs fois madame d'Autroche, dans des coliques nervales assez fortes avec sensibilité du ventre au toucher, au moyen des sangsues, je lui en fis appliquer dix sur l'épigastre, et quand elles furent tombées, je les remplaçai par un cataplasme de farine de graine de lin; je fis mettre une boule d'eau chaude aux pieds, et je fis faire des frictions, avec une flanelle bien chaude, sur les cuisses et les jambes. Les sangsues donnèrent beaucoup de sang; ce sang était noirâtre. *La maladie, loin de diminuer, devint plus alarmante.* Je fis appliquer la moutarde aux coudes-pieds et des vésicatoires aux jambes. On donna une potion fortement opiacée, on recouvrit le ventre d'un cataplasme arrosé de laudanum; point de mieux. On appelle en consultation MM. les docteurs Vallet et Pelletier. Il fut convenu qu'on réappliquerait la moutarde, qu'on la promènerait sur les différentes parties du corps. On donna une potion où il entrait du quinquina et de l'opium, on fit frictionner le ventre et les cuisses avec un liniment fortement camphré : la prostration augmente, le pouls devient de plus en plus petit; à chaque instant je craignais que madame d'Autroche ne pérît à la suite d'une évacuation, tant était grand l'abattement. Elle ne proférait plus que de loin en loin des gémissemens sourds; elle était sans connaissance.

Témoin de l'inefficacité de tous les moyens qui avaient été employés jusqu'à ce moment, et bien convaincu de l'impossibilité de soustraire à la mort notre malade en persistant dans leur emploi, je me décidai, vers les onze heures du soir, à recourir à mon épithème. Je le fis fortement saupoudrer, et je l'appliquai très-chaud sur le ventre : vu l'extrême débilité de la malade, je fis frictionner en même temps les jambes et les cuisses et la région du cœur avec le liniment suivant :

2/. Huile de camomille. . . . . . . 2 parties.
Teint. éthérée de kina jaune . . . 1 partie.

A chaque friction on employait une cuillerée à bouche du liniment; on la répéta de demi-heure en demi-heure. Je fis donner du vin d'Alicante mêlé à un quart d'eau sucrée; on répéta cette boisson de demi-heure en demi-heure, par cuillerée à café. J'allai me jeter sur un lit, après avoir bien recommandé qu'on vînt m'appeler s'il survenait quelque accident; j'étais moi-même dans une angoisse inexprimable sur le résultat des derniers moyens que j'avais employés. Je me réveille à six heures, je cours à l'appartement de madame d'Autroche, la terreur dans l'âme; je m'approche de son lit, je la trouve endormie; je lui touche le pouls, il est fort et régulier, sa peau est chaude partout : on me dit que depuis deux heures elle reposait comme je le voyais. Je ne puis exprimer le bonheur que j'éprouvai dans ce moment.

Sur les huit heures du matin, MM. Pelletier et Vallet revinrent; ils furent extrêmement étonnés du calme dans lequel ils trouvèrent madame d'Autroche. Je leur dis ce que j'avais fait la nuit. On continua le vin d'Alicante, et on donna un peu de lait coupé avec l'eau d'orge.

L'épithème fut levé le soir; il avait déterminé sur la peau du ventre une éruption très-abondante de pustules; celles qui s'étaient développées sur les piqûres des sangsues étaient très-grosses et très-douloureuses.

Madame d'Autroche, à son réveil, ne se rappelait plus que confusément l'état horriblement douloureux dans lequel elle avait été pendant quarante-huit heures.

Le mieux continua. On put, les jours suivans, augmenter progressivement les alimens; on les prit toujours dans la classe des adoucissans, lait et fécule; on en vint ensuite au bouillon de poulet, aux gelées de viande, et enfin à une nourriture plus substantielle. Les pustules furent long-temps à se cicatriser; elles produisirent de l'irritation pendant plusieurs jours. Voilà le seul inconvénient qu'eut le dernier traitement à qui madame d'Autroche dut bien certainement la vie. Telle est, du moins, ma bien sincère conviction.

J'abandonne aux praticiens le soin de juger si cette conviction est fondée.

2me OBSERVATION.

Au mois d'avril 1825 on amena à l'Hôtel-Dieu, tout-à-fait agonisant, le nommé Guérinot, vieillard, portier à la prison; il était atteint depuis quatre heures d'une colique qui s'était déclarée subitement sans cause connue. Cette colique avait acquis une extrême intensité en peu de temps; il s'y était joint des vomissemens presque continuels, et des selles blanchâtres très-fréquentes et horriblement fétides. Le pouls était à peine sensible, la respiration rare, l'air expiré était presque froid, la figure était profondément altérée, une sueur froide inondait le visage et la poitrine de cet homme;

son ventre était déprimé et presque froid; il ne pouvait répondre aux questions qu'on lui faisait. Son état m'eût semblé désespéré, si je ne me fusse rappelé madame d'Autroche. Je lui fis sur-le-champ appliquer sur le ventre mon épithème bien chaud et fortement saupoudré; je lui fis frictionner de quart-d'heure en quart-d'heure les jambes, l'intérieur des cuisses, ainsi que la région du cœur, avec le liniment kinatisé (camomille et teinture éthérée du kina); on lui donna du vin d'Alicante affaibli avec un tiers d'eau d'orge, de demi-heure en demi-heure, par cuillerée à café.

On avait commencé ce traitement à une heure après midi. A huit heures du soir, ce vieillard s'était réchauffé; il avait recouvré un peu de connaissance; ses vomissemens s'étaient calmés; les selles étaient moins fréquentes et moins fétides. On continua la boisson alicantée et les frictions; le malade put dormir quelques heures. Le lendemain, quelle fut ma surprise de trouver ce vieillard sans douleur, et réclamant un peu de bouillon. Je lui fis prendre du lait coupé avec un peu d'eau d'orge bien sucré, par petites doses d'abord; on continua pendant quelques jours le vin d'Alicante et les frictions, en raison de l'extrême faiblesse dont le malade était encore atteint. Les selles devinrent jaunâtres, cessèrent d'être fétides. L'appétit se rétablit progressivement.

Ce malheureux, qui avait été apporté dans l'état le plus déplorable, sortit parfaitement guéri le 21 mai suivant.

Pourrait-on méconnaître l'influence qu'a eue notre traitement sur l'état de ce vieillard? Pourrait-on croire que la nature doive avoir seule les honneurs de cette guérison?

3me OBSERVATION.

En septembre 1823, le nommé Pierre Boucher, à la Barrière, est pris tout-à-coup d'un violent hoquet auquel succèdent et des vomissemens fréquens et des selles multipliées d'une fétidité remarquable. On m'appelle sur les deux heures du soir, je le trouve dans un état alarmant; il n'avait plus qu'un pouls extrêmement faible; à chaque instant il se sentait sur le point de succomber. Ses selles étaient noirâtres, ses vomissemens grisâtres et muqueux; son abattement était extrême.

Je lui fis couvrir le ventre de mon épithème saupoudré; je fis en même temps frictionner les jambes, l'intérieur des cuisses et la région du cœur avec le liniment kinatisé; je fis donner du vin d'Alicante pur d'abord, par cuillerée à café. Après cinq heures le hoquet n'a plus lieu; au bout de neuf heures les vomissemens sont calmés, les selles deviennent moins fétides, puis cessent tout-à-fait; l'abattement diminua sensiblement et progressivement les jours suivans; on continua les frictions et le vin d'Alicante orgé quelques jours encore, par rapport à cet abattement, qui cessa à son tour, comme les autres symptômes effrayans qu'avait présentés ce malade au début de sa maladie.

Trois fois avant j'avais appliqué, avec le plus grand succès, mon épithème saupoudré chez ce malade, pour un hoquet qui avait résisté à beaucoup de moyens très-énergiques.

4me OBSERVATION.

En juillet 1825, j'eus à traiter à l'Hôtel-Dieu, salle Saint-Lazare, trois faucheurs nommés Geffrier, Champeau et Rosier, qui y avaient été conduits, atteints de violentes coliques, de vomissemens fréquens et d'évacuations alvines très-fréquentes, présentant enfin tous les caractères d'un choléra-morbus intense et profondément adynamique.

Tous étaient dans un état d'abattement extrême, tous éprouvaient des douleurs atroces dans le ventre; chez tous les évacuations alvines étaient très-fétides; une sueur froide et visqueuse couvrait leur figure et leur poitrine; une soif dévorante leur faisait demander à chaque instant des boissons qui étaient aussitôt rejetées que prises, avec une augmentation considérable de douleur et de prostration. Le pouls était filiforme, irrégulier; la langue était nette et humide; quelques aphtes se voyaient aux gencives.

Vu cette extrême prostration, je fis appliquer sur le ventre mon épithème saupoudré, et j'ordonnai de demi-heure en demi-heure des frictions avec le liniment kinatisé sur la région du cœur, à l'intérieur des cuisses et aux jambes. Je fis prendre du vin d'Alicante pur à ceux qui étaient trop adynamisés, et du vin d'Alicante mêlé à l'eau d'orge à ceux qui l'étaient moins. Sur les trois malades soumis à ce traitement, deux furent guéris complètement à la fin du second jour. Chez l'autre, la maladie avait pris un caractère rémittent; il me fallut appliquer à deux reprises l'épithème sur le ventre et sur les lombes, et il ne sortit guéri que quinze jours après.

5me OBSERVATION.

A la fin d'août 1827, je trouve, salle Saint-Lazare, au nº 25, un moissonneur qui y avait été transporté dès le matin. On me dit que depuis son arrivée cet homme avait vomis douze fois et avait eu dix selles très-fétides, noirâtres. Sa figure était grippée à un point extrême, ses yeux fortement enfoncés au fond de l'orbite, et ternes; le nez était un peu froid ainsi que les mains et les pieds; son ventre était très-déprimé et à peine chaud, nullement sensible au toucher; il n'y avait pas d'urine; le pouls était très-petit. Cet homme était à peu près sans connaissance; sa figure exprimait de violentes souffrances dans le ventre; sa respiration était calme, sa langue nette et humide. L'abattement était au plus haut degré.

Je fis couvrir le ventre de l'épithème saupoudré, et avant de l'appliquer je fis frictionner le rachis lombaire avec le liniment fortement kinatisé; j'en fis frictionner aussi la région du cœur, l'intérieur des cuisses et des jambes. On donna le vin d'Alicante pur par cuillerée à café, de quart-d'heure en quart-d'heure. Le soir, à ma visite, je trouvai mon malade réchauffé; les vomissemens s'étaient éloignés, les selles étaient moins fréquentes; la figure était moins altérée. Je fis continuer les frictions et le vin d'Alicante.

Le lendemain, les vomissemens n'avaient plus lieu, ils avaient cessé sur les deux heures du matin; les selles continuaient encore, mais plus rares, et surtout bien moins fétides; les souffrances abdominales ont beaucoup diminué. On continue les frictions et le vin d'Alicante, auquel on ajoute un peu d'eau d'orge. Je fais prendre un lavement amidonné avec une cuillerée à bouche du liniment kinatisé. Le surlendemain, les selles ont cessé; le malade commence à uriner; je le trouve dans un état satisfaisant. La nuit a été bonne; il éprouve le besoin de manger: on lui donne du lait coupé avec un peu d'eau d'orge bien sucrée; il en prend plusieurs tasses. Le mieux se soutient, augmente; les fonctions se rétablissent, l'épithème tombe, la peau du ventre n'en est point rougie. On augmente progressivement la nourriture, et le malade sort parfaitement guéri de l'Hôtel-Dieu, où il était entré dans l'état le plus déplorable.

A quoi peut-on attribuer la cessation des vomissemens, des selles fétides, des souffrances viscérales, le rétablissement de la chaleur à la surface du corps, et le retour si prompt à la santé?

Je le demande à mes lecteurs.

6me OBSERVATION.

Le 23 juin 1830, on m'appela chez le nommé Gauguin, jardinier, âgé de soixante-dix ans, demeurant sur la route de Saint-Mesmin, près le parc de Guinegaud. Je trouve ce vieillard couché, presque sans mouvement, pouvant à peine répondre aux questions que je lui faisais, vomissant, et allant simultanément à la garde-robe de quart-d'heure en quart-d'heure; ses yeux sont éteints, sa figure décomposée; son nez est froid, sa respiration est très-lente, et l'air expiré est presque froid. Sa langue est humide, froide, et il est fort altéré; il souffre des douleurs atroces dans le ventre; une sueur froide couvre son corps, spécialement sa poitrine et sa figure ; son pouls est presque nul, fort irrégulier. La prostration est au plus haut degré ; les évacuations alvines sont très-fétides, noirâtres et muqueuses. Ce malheureux avait été pris vers cinq heures du matin d'un grand malaise et d'une colique qui a été en augmentant jusqu'à dix heures du matin, où les évacuations par haut d'abord, puis par bas, ont commencé. Il était trois heures après-midi quand je vis ce malheureux pour la première fois : quelle effroyable rapidité dans le développement des symptômes graves ! La veille, cet homme se portait très-bien, la nuit avait été excellente ; il n'y avait eu aucune imprudence capable de déterminer la maladie. Avant mon arrivée, on avait fait boire du vin chaud sucré, on avait donné beaucoup de thé ; le mal n'en avait fait que plus de progrès. Je fis appliquer sur le ventre mon épithème non saupoudré ; on frictionna le rachis, la région du cœur, les cuisses et les jambes, avec le liniment kinatisé. Je fis donner du vin d'Alicante pur, par cuillerée à café, de quart-d'heure en quart-d'heure ; le soir je retrouve cet homme un peu moins souffrant, mais le mieux ne me paraissant pas assez prononcé ; je fis remplacer l'épithème non saupoudré par un autre très-saupoudré. Je fis doubler la dose du liniment kinatisé et celle du vin d'Alicante. Vers minuit, la parole fut plus libre, le corps se réchauffa, les vomissemens cessèrent. Sur les six heures du matin, les selles avaient cessé, la soif n'existait plus. Quand je vins voir ce malade sur les dix heures du matin, je le trouvai sans souffrance. Sa physionomie était presque naturelle, son pouls s'était rétabli. Il avait pu reposer une heure ; il urina copieusement, chose qu'il n'avait pas faite depuis le commencement de la maladie. Il se trouvait encore extrêmement faible ; on lui continua le vin d'Alicante et les frictions. On ne leva l'épithème que le lendemain matin ; il avait produit trois à quatre pustules assez grosses. La nuit avait été très-bonne. Le malade demande un peu de nourriture ; on lui donne du bouillon coupé avec un peu d'eau ; il le vomit. On lui redonne du lait et un peu de vin d'Alicante, par petites doses ; il le garde. Le soir, on lui donne un peu de lait de poule, et le lendemain on augmente la nourriture. Le mieux se soutint parfaitement. En douze jours cet homme put sortir, et commença à travailler un peu.

Est-il possible de voir une affection arriver plus rapidement au plus haut degré de son développement, et la voir aussi rapidement combattue et par des moyens aussi simples ?

7me OBSERVATION.

Le 18 février dernier 1831, je suis appelé sur les dix heures du soir à la Chapelle, chez M. Carboni, qui, depuis dix heures du matin, vomissait à chaque instant ; il avait des garde-robes aussi fréquentes. Ces vomissemens s'étaient déclarés peu de temps après un déjeûner qu'il avait fait, n'étant pas encore remis d'une violente irritation qu'il avait éprouvée le matin, et qu'avait déterminée son vigneron. Tout ce qu'avait mangé M. Carboni à son déjeûner fut rendu non digéré ; il s'y joignit d'abord une quantité considérable de bile, et à la fin une sérosité glaireuse, abondante et excessive. Les selles avaient été diarrhéiques d'abord, puis étaient devenues grisâtres. Lorsque je vis ce malade, qui était âgé de soixante-quatorze ans, je le trouvai sans connaissance, sans parole, le corps couvert d'une sueur froide et très-abondante; le pouls était très-petit, le ventre ballonné, ne paraissant point sensible au toucher. Depuis le commencement des vomissemens, on avait donné du thé, de l'eau sucrée avec de l'eau de fleur d'oranger. Il eut quelques mouvemens convulsifs dans la figure pendant ma visite. Le malade recouvra un instant la connaissance, se crut guéri; mais une demi-heure après il était retombé dans un état comateux, dans lequel il périt à cinq heures du matin.

Je conseillai des frictions avec le liniment kinatisé sur la région du cœur, des topiques très-froids sur la tête, des synapismes très-actifs aux malléoles, et des cataplasmes poivrés et très-chauds à la plante des pieds. J'ordonnai ensuite qu'on couvrît le ventre de mon épithème fortement saupoudré.

Ces moyens ont été sans succès; mais je reste convaincu que leur inefficacité ne tient qu'à ce qu'ils n'ont été mis en usage que beaucoup trop tard, et qu'appliqués dans les premières heures, ils eussent prévenu l'état apoplectique dans lequel succomba le malade.

§. III. GROUPE RÉMITTENT ET INTERMITTENT.

Caractère de ce groupe.

Dans le groupe rémittent, invasion subite par coliques, puis vomissemens et selles multipliés, avec abattement considérable et pyrexie, diminution des coliques, des vomissemens et des selles, en rapport constant avec la diminution de la fièvre; retour des coliques et des évacuations, augmentant avec le développement de la fièvre.

Dans le groupe intermittent, cessation complète de la fièvre et des symptômes cholériques pendant un certain temps; retour de ces symptômes avec le nouvel accès.

CHOLÉRA RÉMITTENT.

1re Observation.

Le 26 juillet 1825, je trouve au n° 21, salle Saint-Charles, le soldat Léglantine. Depuis son entrée à l'hôpital, qui avait eu lieu la veille à quatre heures du soir, ce militaire n'avait cessé de vomir et d'aller à la selle. Il s'était plaint en même temps de violentes souffrances à l'épigastre, à l'ombilic et dans la fosse iliaque droite. Cette affection avait débuté par un frisson très-fort, pendant lequel survinrent des vomissemens et des évacuations alvines involontaires; à ce frisson avait succédé une chaleur brûlante de tout le corps et une fièvre considérable avec délire intense. Au moment de ma visite, Léglantine était fort abattu; il vomissait moins souvent, ses selles étaient plus rares; il répondait avec peine aux questions que je lui faisais; son ventre était peu sensible au toucher, il en souffrait moins intérieurement; il n'avait pas encore uriné depuis le début de sa maladie; il avait eu une soif extrême, et chaque fois qu'il buvait il vomissait avec une anxiété extrême, ce qui ne l'empêchait pas de redemander à boire, tant il était tourmenté par la soif; il commençait à entrer en sueur. Je fis mettre sur le ventre un cataplasme de farine de graine de lin saupoudré avec le camphre, le tartre stibié et la fleur de soufre. Je lui fis donner un peu d'eau d'orge alicantée. La fièvre diminua progressivement jusqu'à midi, et les symptômes cholériques diminuèrent également : à midi, reproduction des vomissemens et des évacuations alvines, avec un abattement porté au plus haut degré ; syncopes fréquentes, sueur froide sur la figure et les cuisses ; le ventre couvert du cataplasme était resté chaud. Pouls plus fréquent et très-irrégulier, soif dévorante. On me fait part de cette augmentation du danger : je viens, et j'ordonne de couvrir le ventre de mon épithème fortement saupoudré ; je fais frictionner devant moi la région du cœur, l'intérieur des cuisses et des jambes, ainsi que la colonne épinière, avec le liniment fortement kinatisé, c'est-à-dire auquel j'ajoutai un demi-gros de sulfate de kinine par deux onces de liniment ; je recommandai de refaire ces frictions de demi-heure en demi-heure. Je donne le vin d'Alicante pur, par cuillerée à café, de quart-d'heure en quart-d'heure. Pendant deux heures, le vin fut rejeté ; au bout de ce terme, il resta dans l'estomac. Au bout de quatre heures, la chaleur remplaça le froid glacial ; la sueur froide n'existait plus, la soif devint moins vive. Les vomissemens se calmèrent sur les huit heures du soir ; les selles étaient encore fréquentes, quelques-unes étaient tachées de sang. On éloigne les frictions. Je fis donner un lavement avec l'eau de tilleul et un peu d'amidon (environ un verre) : ce lavement fut gardé. L'abattement diminua en même temps que les vomissemens et les évacuations alvines. On continue le vin d'Alicante. On le donne mêlé à un peu d'eau d'orge sucrée. Je pouvais craindre un nouveau paroxysme pour les dix heures du soir ; il n'eut point lieu, ni à cette heure ni pendant la nuit. A ma visite du lendemain, je fus bien agréablement surpris en voyant Léglantine me dire lui-même combien il était heureux de ne plus souffrir. Sa physionomie, qui avait été profondément altérée pendant le paroxysme, avait repris son caractère ordinaire. Il n'avait plus eu ni vomissemens, ni évacuations alvines, ni retour de fièvre. On leva l'épithème ; il n'avait produit que quatre à cinq pustules varioloïdes. La journée se passa très-bien. On continua l'eau d'orge alicantée ; on y ajouta un peu de lait, il passa bien. Le lendemain, j'apprends que la nuit a été excellente, et je trouve en effet mon malade très-bien, réclamant un peu de nourriture ; je lui fis donner deux bouillons légers et quelques tasses de lait dans la journée. Sa convalescence ne s'est pas fait attendre. Léglantine est sorti le 5 août, bien portant.

2me OBSERVATION.

Le 30 juillet 1825, on amène à la salle Saint-Charles un militaire de la garde royale, nommé Maurelle ; cet homme était depuis douze heures dans un état extrêmement inquiétant. Lorsque je le vis à ma visite du matin, je le trouvai presque sans pouls, les mains froides et le nez froid, la bouche largement ouverte, la mâchoire inférieure abaissée fortement et restant dans cette position ; couché sur le dos, ne faisant de mouvemens que pour vomir des matières muqueuses et grisâtres, ayant des selles très-fétides, involontaires ; ne parlant plus, mais poussant des cris sourds. Sa figure est horriblement altérée, son ventre est très-déprimé ;

il ne demande point à boire en ce moment. On me dit qu'il avait été pris très-subitement d'une violente colique, qu'il avait eu un grand frisson qui avait duré deux heures, qu'il avait ensuite commencé à vomir de la bile, puis des eaux grisâtres, qu'après il avait eu des selles très-fréquentes, et qu'enfin il était tombé dans l'abattement profond où je le voyais. Je fais aussitôt frictionner fortement le malade avec le liniment kinatisé, à la région du cœur, puis sur le ventre, à l'intérieur des cuisses et aux jambes; on lui couvre le ventre d'un cataplasme très-chaud saupoudré, en attendant qu'on ait préparé l'épithème. Je fais donner du vin d'Alicante pur par cuillerée à café, de quart-d'heure en quart-d'heure; j'ordonne qu'on y ajoute un peu d'eau d'orge quand on sera parvenu à rétablir la chaleur, si on peut avoir ce bonheur. Je reviens à une heure après midi : les symptômes s'étaient adoucis, l'abattement était moins profond, les cris moins sourds et moins fréquens; il n'y avait plus de vomissemens depuis deux heures.

A quatre heures du soir les vomissemens reparaissent avec les selles, la mâchoire s'abaisse de nouveau et reste abaissée, la prostration augmente, le pouls est plus fréquent, plus petit. J'ordonne un nouvel épithème saupoudré. Je fais recommencer les frictions kinatisées à double dose : on revient au vin d'Alicante pur. Je reviens sur les neuf heures du soir, craignant bien de ne plus trouver mon malade. On me dit que depuis une heure environ il commençait à se réchauffer, qu'il avait la bouche moins ouverte, que les vomissemens étaient moins fréquens. Je trouvai en effet Maurelle dans un état moins alarmant; ses yeux, qui étaient presque ternes et très-enfoncés, avaient un meilleur aspect; sa figure était un peu moins altérée. Je priai que l'on continuât bien exactement les frictions et le vin d'Alicante.

Le lendemain, à ma visite, Maurelle était bien moins mal encore, il put me parler; il me dit qu'il ne souffrait plus que de l'extrême faiblesse. Il ne vomissait plus et n'avait plus de selles, son pouls s'était rétabli, sa bouche s'était refermée; enfin il était aussi bien qu'on pouvait le désirer, et mille fois mieux qu'on n'aurait dû l'espérer. On continua toute la journée les frictions et le vin d'Alicante; on éloigna cependant un peu les frictions, et on mit de l'eau d'orge dans le vin d'Alicante. Le paroxysme qu'on craignait n'eut pas lieu. La journée fut bonne, la nuit calme : le malade a reposé d'un bon sommeil quatre heures environ. A ma visite du matin je trouve Maurelle sans fièvre, sa figure n'est plus décomposée; il demande un peu de nourriture : je fais donner du bouillon coupé, puis du lait bien sucré. On lève l'épithème, et en le levant je m'aperçois qu'il n'avait pas été saupoudré; j'en fis la remarque à la sœur, qui m'avoua qu'on l'avait oublié par mégarde. Je notai ce résultat, me promettant bien de m'assurer si, dans un cas semblable ou très-analogue, les poudres pourraient être supprimées.

Maurelle alla de mieux en mieux; il n'éprouva plus de paroxysme fébrile ni de symptômes de choléra. On augmenta progressivement les alimens, et il put sortir, parfaitement guéri, le 20 août.

Qu'on veuille bien se rappeler l'état affreux dans lequel était ce militaire à son entrée, qu'on réfléchisse sur les moyens qui ont été mis en usage, et qu'on tire les conséquences.

CHOLÉRA-MORBUS INTERMITTENT.

Le 5 août 1825, le soldat Biemont entre à la salle Saint-Charles, au nº 20. Au moment de ma visite, ce malade était en proie à des vomissemens extrêmement fréquens, auxquels se joignirent des selles multipliées et des coliques violentes. Ces phénomènes s'étaient développés pendant un fort frisson qui avait paru à deux heures dans la nuit et avait duré trois heures. Biemont me dit que deux jours avant il avait été pris, aussi dans la nuit, d'un violent frisson accompagné de vomissemens multipliés et de selles fréquentes, avec des tranchées très-douloureuses dans le ventre; que cet état s'était calmé avec la fièvre, avait disparu avec elle, et qu'il avait été hier très-bien toute la journée, et que ce qu'il éprouvait en ce moment était la répétition de ce qu'il avait eu. Il était affaibli, mais bien moins que Maurelle et Léglantine; cela se conçoit, puisque, chez ces derniers, la maladie avait un caractère de continuité qu'elle n'avait pas chez Biemont. Toutefois, cet homme était fort souffrant et gravement affecté pendant ses accès.

Sans différer je fais appliquer sur le ventre l'épithème non saupoudré, afin de combattre l'état de souffrance du système nerveux ganglionaire abdominal, qui était la cause des vomissemens et des selles fréquentes; et pour m'assurer si j'obtiendrais, dans ce cas intermittent, de l'épithème non saupoudré le même succès que celui que je venais d'obtenir chez Maurelle dans un cas rémittent, je fis en même temps frictionner l'intérieur des cuisses et des jambes avec le liniment kinatisé, de demi-heure en demi-heure, et j'ordonnai l'eau d'orge alicantée.

L'accès fut moins long que le précédent. Le malade dit avoir commencé à éprouver du soulagement de l'épithème, trois heures après son application. Les vomissemens et les selles se terminèrent huit heures après. La journée se passa bien. On laissa l'épithème, on donna le quart d'alimens, et pour boisson un thé de camomille édulcorée; on continua les frictions kinatisées quatre fois dans le jour.

Dans la matinée qui suivit, l'accès se déclara avec un frisson très-faible; il n'y eut que quelques vomissemens, point de selles. Je fis réappliquer un nouvel épithème non saupoudré. L'accès ne dura que quatre heures. On continua les frictions kinatisées et on laissa l'épithème; depuis, Biémont n'a plus eu d'accès ni de symptômes de choléra.

On leva l'épithème à la fin du second jour de son application. La peau qui en était recouverte était un peu rouge et boutonnée. On ne fit plus de frictions, on augmenta la nourriture, et Biémont sortit très-bien guéri le 18 août.

§. IV. GROUPE NÉVRO-PHLEGMASIQUE.

Caractère de ce groupe.

Dès le début, douleur vive du ventre, puis soif, sécheresse de la bouche, langue un peu sèche, pouls fréquent, peau chaude, puis vomissemens plus ou moins répétés, ensuite selles nombreuses. Sensibilité vive du ventre au toucher ; coliques *presque continues* tant que dure l'inflammation, *offrant des intervalles assez marqués*, quand l'inflammation a été calmée et quand il ne reste que l'entéralgie. Physionomie grippée, yeux non enfoncés dans leur orbite, ordinairement rouges ; peau du ventre plus chaude que le reste du corps.

1re OBSERVATION.

Le 10 juin 1828, la femme Louveau est amenée à l'Hôtel-Dieu, au no 10. Sa physionomie est grippée, ses yeux sont rouges, non enfoncés dans l'orbite ; sa langue est sèche, elle a une soif ardente ; son ventre est douloureux depuis douze heures ; le plus léger contact augmente les douleurs, qui sont presque continues. La peau du ventre est plus chaude que le reste du corps, qui lui-même est plus chaud que dans l'état normal ; elle vomit presque continuellement depuis huit heures ; depuis quatre heures elle a des selles fréquentes muqueuses avec étreintes. Les matières rejetées par le vomissement étaient dans le principe bilieuses ; elles sont maintenant séreuses et grisâtres. L'épigastre et l'ombilic sont plus douloureux que le reste du ventre ; l'urine est rare, mais rouge ; l'anxiété est intense, l'agitation est extrême. Quinze sangsues entre l'épigastre et l'ombilic, demi-bain après, puis cataplasme de farine de graine de lin sur le ventre. Le soir, lavement avec amidon et décoction de têtes de pavots de deux verres environ ; eau panée par petites doses, diète sévère, demi-bain, nouveau cataplasme sur le ventre.

Le 11, les sangsues ont fourni beaucoup de sang; la malade s'est trouvée soulagée de ses douleurs intestinales; la fièvre est moindre, mais les vomissemens et les selles persistent. Le ventre est moins douloureux au toucher; quinze sangsues à l'endroit douloureux, puis demi-bain et cataplasmes; nouveau lavement semblable au premier, même boisson édulcorée avec le sirop de groseille.

Le 12, il n'y a plus de fièvre, le ventre est sans aucune sensibilité au toucher; la soif persiste, mais la langue est humide. Les vomissemens continuent avec une anxiété considérable, les selles sont moindres. Vu l'inefficacité des sangsues, des demi-bains, des topiques mucilagineux pour arrêter les vomissemens, vu la cessation des symptômes inflammatoires, je fais couvrir le ventre de mon épithème non saupoudré, je fais faire des frictions à l'intérieur des cuisses avec mon liniment calmant, je fais boire une infusion très-légère d'écorce sèche d'orange coupée avec l'eau d'orge.

Le 13, il n'y a pas de mieux, les vomissemens sont aussi multipliés; je fais appliquer un nouvel épithème, mais saupoudré, et on continue les frictions.

Le 14, les vomissemens ont beaucoup diminué, mais la malade est très-faible, son pouls est petit; je donne de l'eau d'orge alicantée.

Le 15, les vomissemens sont arrêtés, la faiblesse est moindre. On lève l'épithème; il a produit une douzaine de pustules assez volumineuses, qui font souffrir la malade. Elle demande cependant un peu d'alimens: lait coupé avec l'eau d'orge, même boisson alicantée, lait de poule le soir.

Le 16, le mieux continue. Deux soupes au lait, un

peu de bouillon coupé; le 17, la malade est bien. Elle sort très-bien guérie le 20 juin.

Chez cette femme la phlegmasie a été combattue heureusement par les sangsues et les demi-bains. Mais la phlegmasie n'était pas le seul caractère de son affection, puisque les vomissemens avaient persisté malgré l'emploi des anti-phlogistiques, et puisque les autres symptômes phlegmasiques avaient disparu.

L'épithème non saupoudré a été insuffisant pour faire cesser l'état névralgique qui a persisté : il a fallu en venir à l'épithème saupoudré; ce dernier moyen et la boisson alicantée en ont promptement triomphé.

Cette observation, sous ces rapports divers, est d'un grand intérêt.

2me. OBSERVATION.

Le 22 août 1823, M. Delalande, âgé de quatre-vingt-quatre ans, est tout-à-coup, sans cause connue, atteint du choléra-morbus le plus intense. Après s'être plaint de sécheresse de la bouche, de soif ardente, de chaleur désagréable, il est pris de douleurs violentes entre l'épigastre et l'ombilic. Son ventre est extrêmement chaud, il est très-sensible au toucher. Les vomissemens surviennent, se multiplient; d'abord ils sont un peu jaunâtres, ils deviennent verdâtres, puis grisâtres. Les selles se manifestent, d'abord volontaires et jaunâtres, puis involontaires et blanc-grisâtres. L'angoisse est portée au plus haut degré. Le pouls est fort, l'artère est très-dure, et beaucoup plus que dans l'état ordinaire. Malgré son grand âge, je lui fais appliquer douze sangsues entre l'épigastre et l'ombilic : quand elles sont tombées, je fais couvrir le ventre et les lombes d'un cataplasme de graine de lin arrosé d'eau de laitue, je le fais renouveler quatre heures après. Le soir on couvre les genoux et les coudes-pieds de sinapismes. La tisane se compose de riz gommé édulcoré avec du sirop d'orgeat, d'une décoction de dattes avec sirop de groseille. Les sangsues ont beaucoup saigné; les vomissemens continuent ainsi que les selles; le ventre est encore très-douloureux.

Le 23, la fièvre est moindre, les vomissemens sont plus rares, les selles persistent dans leur fréquence. Lavement avec amidon et décoction de têtes de pavots (un verre); même cataplasme, mêmes boissons. Les sinapismes ont beaucoup rougi les parties sur lesquelles ils ont été appliqués.

Le 24, il n'y a plus de fièvre, les vomissemens sont moins fréquens que la veille, l'anxiété est bien moindre; la peau reste encore un peu chaude, les selles sont plus rares. Continuation des mêmes moyens.

Le 25, M. Delalande se trouve bien : il n'y a ni selle ni vomissement; on permet du riz au lait édulcoré.

Le 26, on augmente un peu la nourriture.

Le 28, M. Delalande se leva, et resta levé presque toute la journée.

Le 29, il reprend son régime de vie habituel. M. Delalande vit encore aujourd'hui (mars 1831), et ne s'est point ressenti depuis de cette affection.

Chez ce malade, le caractère de la maladie a été seulement inflammatoire : telle est du moins l'induction que je crois tirer de sa cessation prompte par le seul emploi des anti-phlogistiques. Il a été inutile de venir à l'usage de nos épithèmes, puisqu'il ne s'est pas manifesté de symptômes purement névralgiques.

3me OBSERVATION.

Le 15 mars 1827, le cocher de madame d'Autroche se sent, sur les neuf heures du soir, atteint de souffrances extrêmes dans le ventre. Sa langue est sèche, il a soif et boit beaucoup; bientôt il éprouve le besoin de vomir, et il vomit beaucoup de matières verdâtres et très-amères. Aussitôt après il est tourmenté par le besoin d'aller à la garde-robe; il rend des matières glaireuses, jaunâtres; à chaque évacuation par bas, il tombe dans une faiblesse extrême. Son pouls est fort, fréquent; sa peau est chaude, le ventre est très-sensible au contact, surtout à l'ombilic; ses souffrances sont continues. Je fais appliquer sur-le-champ trente sangsues sur le ventre; quand elles sont tombées, j'ordonne qu'on les remplace par un large cataplasme de graine de lin sur le ventre et les lombes; j'engage à le renouveler dans la nuit; je fais donner de l'eau d'orge édulcorée, mais en petite quantité et de loin en loin, vu l'extrême irritation de l'estomac. On donne un lavement mucilagineux d'abord, puis un autre avec amidon et la décoction de têtes de pavots.

Le lendemain 16 mars, on me dit que la nuit avait été très-agitée. Les vomissemens et les selles avaient continué; cependant la prostration des forces était moindre. Je fais réappliquer douze sangsues sur le ventre, et on a recours aux mêmes topiques. On donne un nouveau lavement amidonné.

Le 17 mars, la fièvre a cessé, la peau n'est plus chaude,

les vomissemens sont plus rares, les selles sont arrêtées. Même topique, même boisson.

Le 18, il n'y a plus de vomissemens; le malade se trouve avoir de l'appétit, on lui donne du lait coupé. Le 19 et les jours suivans, on augmente progressivement la nourriture; le mieux continue. Sa guérison est parfaite le 25 mars.

Il a suffi, chez ce cocher, des sangsues répétées et des anti-phlogistiques, pour faire cesser les symptômes graves que présentait la maladie à son début.

CONCLUSION.

Des réflexions contenues dans le mémoire que nous venons de présenter, et des faits que nous y avons joints et que nous livrons avec confiance aux méditations cliniques des praticiens, nous croyons pouvoir tirer les inductions suivantes :

Le choléra-morbus est une affection plus ou moins intense du système nerveux qui préside aux fonctions du système digestif abdominal, ayant pour symptômes prédominans des coliques plus ou moins vives, des évacuations par haut et par bas plus ou moins multipliées, avec une anxiété et un abattement plus ou moins considérables.

Il a la plus grande analogie, sous le rapport du siége anatomique et des symptômes principaux, avec la maladie déterminée par le plomb.

Il ne diffère de la gastralgie et de l'entéralgie que par un degré d'intensité plus marqué dans les douleurs et l'abattement, et *par une affection particulière des glandes sous-muqueuses, de l'estomac et du tube intestinal, affection qui consiste dans une sécrétion excessive de ces petits organes, dont le caractère, devenu plus ou moins délétère, constitue le danger plus ou moins grand qui est propre à cette affection.*

Le choléra-morbus se présente ou avec un caractère *exclusivement névralgique*, ou avec un caractère *nevro-adynamique*, ou enfin avec un caractère *névro-phlegmasique*.

Qu'il soit *sporadique* ou *épidémique*, c'est toujours avec l'un de ces caractères qu'on a à le traiter.

On ne peut espérer de triompher heureusement du choléra qu'en appliquant à chacun de ces caractères le traitement qui lui conviendra le mieux.

Les insuccès avoués par tout le monde de la thérapeutique employée jusqu'ici contre le choléra intense tiennent d'une part à ce qu'on n'a pas eu égard à cette distinction de caractères, et qu'on n'a eu recours qu'à une seule et même méthode de traitement pour les cas les plus divers et les plus opposés; d'autre part à la nature du traitement employé, et surtout au choix presque exclusif que l'on fait de l'estomac et du tube intestinal pour y déposer les médicamens qu'on a adoptés.

Les résultats heureux que nous obtenons dans le traitement du choléra même intense, et dont fait foi le mémoire que nous présentons, ne peuvent être attribués qu'à la distinction que nous faisons des caractères sous lesquels se présente le choléra, au choix de la médication que nous appliquons à chacun des caractères, et surtout à l'application de nos médicamens sédatifs sur la peau et non sur la muqueuse de l'estomac, trop irrité, suivant nous, dans cette maladie pour pouvoir supporter sans préjudice l'action des médicamens qui sont consacrés à son traitement.

Si on compare les résultats de notre méthode avec les résultats des autres méthodes de traitement, la nôtre nous semble incontestablement supérieure.

Si l'avantage qu'elle présente est aussi incontestable que nous en avons la conviction, il nous paraît utile de retracer sommairement les principes qui nous dirigent dans son application, et de fixer et de préciser le mode de traitement applicable suivant nous à chacun des caractères que nous reconnaissons au choléra.

Nos *principes de traitement* du choléra sont les mêmes que ceux qui déterminent notre pratique dans le traitement des autres maladies et se réduisent à ceux-ci.

Nous sommes profondément convaincu qu'en appliquant sur une partie de notre peau des médicamens capables d'impressionner fortement le système nerveux sous-cutané qui lui est propre, on détermine par contre-coup et rapidement une impression très-forte sur le système nerveux qui appartient aux organes contenus dans la cavité correspondante, et on parvient ainsi à modifier l'état morbide des viscères;

Que par ce moyen éminemment physiologique on peut faire cesser un grand nombre d'affections qui ont leur siége à l'intérieur;

Que ce moyen est surtout préférable dans les affections qui se sont développées dans l'estomac et les intestins, en ce que ces affections permettent difficilement le contact immédiat des médicamens actifs, quand elles ont un caractère d'irritation très-prononcé;

Que, dans les cas où l'état morbide des viscères est le résultat de l'affection du seul système nerveux sensitif, affection connue sous le nom de névralgie, cet état cède promptement à l'impression produite sur les nerfs de la périphérie par la présence de nos épithèmes *saupoudrés* et le contact de notre liniment sédatif sur différentes parties du système cutané.

Que, dans les cas où l'état morbide des viscères est le résultat de l'affection du système nerveux, qui préside aux fonctions des organes sécréteurs, et spécialement des follicules sous-muqueuses, affection qui dénature les sécrétions, leur imprime un caractère plus ou moins hostile à l'économie, et détermine la naissance et le développement de ces maladies désignées sous les noms divers de *fièvres continues*, *fièvres malignes*, *pestilentielles*, *typhus*, etc., cet état des viscères, propre à ce genre de maladie, cède moins rapidement, il est vrai, mais aussi heureusement à l'action bienfaisante de nos épithèmes *non saupoudrés*;

Que ces épithèmes enlèvent à ces maladies le caractère de gravité qui les distingue, d'abord en faisant cesser promptement l'altération profonde du système nerveux qui a été la première cause du mal, et par suite en faisant cesser la sécrétion délétère des organes affectés;

Qu'on peut ensuite neutraliser l'action délétère des sécrétions morbides qui ont pénétré dans la circulation, non par des purgatifs, non par des sueurs artificielles, ni par des saignées, mais par l'introduction dans l'économie, soit au moyen de l'absorption cutanée, soit au moyen de l'ingestion dans le tube alimentaire de substances que l'expérience aurait reconnues capables de produire cet heureux effet;

Que les substances les plus propres à affaiblir et à

détruire l'action délétère des sécrétions morbides dans les maladies dites *malignes* sont, d'une part, les boissons aqueuses mêlées aux vins cuits, tels que les vins d'Espagne et du midi, et de l'autre la teinture éthérée de kina jaune, jointe à l'huile de camomille employée en frictions;

Que, dans les maladies désignées sous le nom d'inflammatoires et qui ne sont que l'effet de l'état morbide du système nerveux qui préside à la circulation, cet état morbide cède promptement à des déplétions sanguines plus ou moins abondantes, à des topiques mucilagineux, plus souvent chauds, quelquefois froids, à des boissons simplement aqueuses, à la diète la plus absolue.

Tels sont les principes qui nous ont dirigé dans le traitement que nous avons employé contre le choléra-morbus.

Les effets si heureux que nous en avons obtenus nous font un devoir de préciser sommairement la manière dont nous en avons fait l'application aux caractères divers que nous avons eus à traiter.

Dans le *choléra-morbus seulement névralgique* et peu intense, nous nous contentons d'opposer un demi-bain, puis nous faisons appliquer sur l'abdomen, ou l'épithème non saupoudré, ou le cataplasme de farine de graine de lin saupoudré avec le camphre, le tartre stibié, la fleur de soufre, puis les frictions à l'intérieur des cuisses des jambes, sur le rachis, avec le liniment sédatif composé d'eau de laurier-cerise, d'extrait de belladone et d'éther sulfurique, enfin nous ne mettons en usage que des boissons aqueuses légèrement aromatisées.

Dans le *choléra névralgique intense*, sans phlegmasie,

sans adynamie profonde, nous recourons de suite à l'épithème fortement saupoudré, assez large pour couvrir tout le ventre, aux frictions sédatives désignées plus haut, aux mêmes boissons.

Dans le *choléra névralgique* devenu profondément *adynamique*, nous faisons couvrir tout le ventre de l'épithème fortement saupoudré; mais au lieu du liniment sédatif, nous avons recours alors au liniment stimulant et tonique, composé d'huile de camomille et de teinture éthérée de kina jaune. Nous remplaçons les boissons aqueuses aromatisées, par l'eau, soit d'orge, soit de chiendent, mêlée à une forte quantité de vin d'Alicante, et au vin d'Alicante ou autre vin cuit de même nature, pur.

Dans le *choléra rémittent*, caractère qui se présente fréquemment dans les fièvres rémittentes graves, et constitue un des plus grands dangers de ces affections, s'il y a des symptômes évidemment phlegmasiques, nous faisons appliquer d'abord des sangsues sur l'abdomen, puis des topiques mucilagineux et des boissons adoucissantes.

S'il y a de l'amélioration, nous continuons ce traitement; s'il n'y en a pas, nous remplaçons les topiques mucilagineux par notre épithème non saupoudré sur tont le ventre, nous ordonnons les frictions kinatisées déjà citées, et les boissons légèrement alicantées.

S'il n'y a pas, dès le début, de symptômes phlegmasiques, dès le principe, au lieu de sangsues et de topiques de farine de graine de lin, nous faisons couvrir tout le ventre de notre épithème non saupoudré, nous le laissons trois à quatre jours; nous employons concurremment les frictions kinatisées et les boissons amères, légèrement vineuses ou fortement vineuses, suivant l'adynamie qui a lieu.

Dans le *choléra intermittent*, nous nous conduisons comme dans le choléra rémittent non adynamique ; seulement nous avons l'attention de faire appliquer l'épithème trois heures avant l'accès, s'il est possible, ou pendant l'accès cholérique, si on n'a pu le mettre avant.

Dans le *choléra phlegmasique*, avec pyrexie continue, nous nous abstenons des épithèmes, des linimens sédatifs ou toniques, des boissons aromatisées et vineuses, et nous n'employons que les demi-bains, les sangsues sur le ventre, en plus ou moins grand nombre, suivant le degré de la phlegmasie, les topiques mucilagineux sur l'abdomen et les lombes, les boissons seulement aqueuses et acidulées légèrement, les lavemens adoucissans, aqueux, et la diète absolue.

Si, après avoir obtenu la cessation de la phlegmasie, les phénomènes cholériques persistent, nous remplaçons les topiques mucilagineux par l'épithème non saupoudré d'abord, puis saupoudré, si le premier a été inefficace ; nous employons le liniment sédatif comme dans les autres cas ci-dessus désignés.

Telle est, en résumé, la marche que nous suivons dans l'application de notre méthode.

Nous avons tout lieu de croire que les praticiens qui s'y conformeront obtiendront des résultats aussi heureux que ceux que nous obtenons.

Et si, comme nous avons cherché à le démontrer, le *choléra-morbus* pestilentiel, qui ravage en ce moment le nord de l'Europe, présente l'une ou l'autre des nuances que nous avons signalées, nous sommes fortement convaincu qu'en appliquant à cette nuance la médication spéciale qui nous a réussi dans cette même nuance, on triomphera de cette affreuse maladie partout où désormais elle se présentera.

Puissent nos jeunes compatriotes(1), l'élite de notre jeunesse médicale, que l'amour de la gloire et de la science vient d'entraîner sur le théâtre des dévastations de cette horrible maladie, pour en étudier tous les mystères, répondre à l'appel que nous croyons devoir faire ici à leur humanité et à leurs lumières, et ne pas dédaigner de s'assurer par eux-mêmes si la conviction où nous sommes de l'utilité de notre méthode n'est point une illusion !

(1) MM. les docteurs Gallois, Brière de Boismont, Pinel, choisis par le comité polonais formé à Paris, pour aller en toute hâte combattre le choléra-morbus qui vient de se déclarer dans les troupes polonaises.

FIN.

BIBLIOTHEQUE ROYALE

www.ingramcontent.com/pod-product-compliance
Ingram Content Group UK Ltd.
Pitfield, Milton Keynes, MK11 3LW, UK
UKHW022119190726
13855UKWH00003B/955